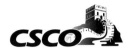

中国临床肿瘤学会（CSCO）
肾癌诊疗指南
2023

GUIDELINES OF CHINESE SOCIET ~~(CSCO)~~

KIDNEY CANCER

中国临床肿瘤学会指南工作委员会 组织编写

人民卫生出版社

·北 京·

版权所有，侵权必究！

图书在版编目（CIP）数据

中国临床肿瘤学会（CSCO）肾癌诊疗指南 . 2023 /
中国临床肿瘤学会指南工作委员会组织编写.—北京：
人民卫生出版社，2023.8（2023.11重印）

ISBN 978-7-117-35124-9

Ⅰ.①中… Ⅱ.①中… Ⅲ.①肾癌－诊疗－指南
Ⅳ.①R737.11-62

中国国家版本馆 CIP 数据核字（2023）第 140379 号

人卫智网	www.ipmph.com	医学教育、学术、考试、健康,购书智慧智能综合服务平台
人卫官网	www.pmph.com	人卫官方资讯发布平台

中国临床肿瘤学会（CSCO）肾癌诊疗指南 2023
Zhongguo Linchuang Zhongliu Xuehui（CSCO）Shen'ai Zhenliao Zhinan 2023

组织编写：中国临床肿瘤学会指南工作委员会
出版发行：人民卫生出版社（中继线 010-59780011）
地　　址：北京市朝阳区潘家园南里 19 号
邮　　编：100021
E - mail：pmph @ pmph.com
购书热线：010-59787592　010-59787584　010-65264830
印　　刷：北京顶佳世纪印刷有限公司

经　　销：新华书店
开　　本：787×1092　1/32　**印张**：3.75
字　　数：100 千字
版　　次：2023 年 8 月第 1 版
印　　次：2023 年 11 月第 2 次印刷
标准书号：ISBN 978-7-117-35124-9
定　　价：48.00 元

打击盗版举报电话：010-59787491　**E-mail**：WQ @ pmph.com
质量问题联系电话：010-59787234　**E-mail**：zhiliang @ pmph.com
数字融合服务电话：4001118166　　**E-mail**：zengzhi @ pmph.com

中国临床肿瘤学会指南工作委员会

组　长　徐瑞华　　李　进

副组长　（以姓氏汉语拼音为序）

　　　　程　颖　　樊　嘉　　郭　军　　江泽飞　　梁　军
　　　　梁后杰　　马　军　　秦叔逵　　王　洁　　吴令英
　　　　吴一龙　　殷咏梅　　于金明　　朱　军

中国临床肿瘤学会（CSCO）
肾癌诊疗指南

2023

指 南 顾 问　孙　燕　秦叔逵

组　　　　长　周芳坚　马建辉　姚　欣

副　组　长　郭　军　何志嵩　魏　强　叶定伟　周爱萍

秘　　　　书　盛锡楠　董　培

专家组成员（以姓氏汉语拼音为序）（* 为执笔人）

　　　　　　毕　锋　　四川大学华西医院腹部肿瘤科
　　　　　　曹登峰　　上海康湾病理诊断中心
　　　　　　陈　鹏　　新疆医科大学附属肿瘤医院泌尿外科
　　　　　　陈可和　　广西壮族自治区人民医院肿瘤科
　　　　　　陈映霞　　南京天印山医院肿瘤科
　　　　　　崔同健　　福建省立医院肿瘤科
　　　　　　董　培　　中山大学肿瘤防治中心泌尿外科

董涵之　南昌大学第一附属医院肿瘤科

方美玉　浙江省肿瘤医院内科

高全立　河南省肿瘤医院生物治疗科

宫　晨　华中科技大学同济医学院附属同济医院肿瘤科

管　维　华中科技大学同济医学院附属同济医院泌尿外科

郭　刚　中国人民解放军总医院泌尿外科

郭　军　北京大学肿瘤医院泌尿肿瘤内科

郭宏骞　南京大学医学院附属鼓楼医院泌尿外科

郭剑明　复旦大学附属中山医院泌尿外科

韩　颖　天津医科大学肿瘤医院生物治疗科

韩雪冰　山西省肿瘤医院泌尿外科

何立儒　中山大学肿瘤防治中心泌尿外科

何卫阳　重庆医科大学附属第一医院泌尿外科

何志嵩　北京大学第一医院泌尿外科

胡　滨　　辽宁省肿瘤医院泌尿外科
胡志全　华中科技大学同济医学院附属同济医院泌尿外科
黄厚锋　北京协和医院泌尿外科
纪志刚　北京协和医院泌尿外科
蒋　葵　大连医科大学附属第二医院肿瘤科
晋学飞　吉林大学中日联谊医院泌尿外科
李　荣　南方医科大学南方医院肿瘤科
李　颖　大连医科大学附属第一医院肿瘤科
李培军　宁夏医科大学总医院泌尿外科
李思明　北京大学肿瘤医院泌尿肿瘤内科
梁　军　北京大学国际医院肿瘤内科
刘继彦　四川大学华西医院生物治疗科
刘文超　中国人民解放军空军军医大学第一附属医院肿瘤内科
刘孝东　昆明医科大学第一附属医院泌尿外科

刘毅强　北京大学肿瘤医院病理科

刘跃平　中国医学科学院肿瘤医院放疗科

刘子玲　吉林大学第一医院肿瘤科

罗俊航　中山大学附属第一医院泌尿外科

马建辉　中国医学科学院肿瘤医院泌尿外科

牛晓辉　北京积水潭医院骨肿瘤科

潘跃银　中国科学技术大学附属第一医院肿瘤内科

祁玉娟　青海省人民医院肿瘤科

沈亚丽　四川大学华西医院腹部肿瘤科

盛锡楠 *　北京大学肿瘤医院泌尿肿瘤内科

施国海　复旦大学肿瘤医院泌尿外科

史本康　山东大学齐鲁医院泌尿外科

史艳侠　中山大学肿瘤防治中心内科

寿建忠　中国医学科学院肿瘤医院泌尿外科

束永前	江苏省人民医院肿瘤内科
孙永琨	中国医学科学院肿瘤医院内科
涂新华	江西省肿瘤医院泌尿外科
王　锋	西藏自治区人民医院泌尿外科
王　蕾	浙江大学医学院附属第一医院放疗科
王　宇	中国人民解放军空军特色医学中心肿瘤科
王　喆	中国人民解放军陆军军医大学第一附属医院肿瘤科
王海涛	天津医科大学第二医院肿瘤科
王潍博	山东省立医院肿瘤内科
王秀问	山东大学齐鲁医院肿瘤内科
魏　强	四川大学华西医院泌尿外科
吴大鹏	西安交通大学第一附属医院泌尿外科
吴晓安	漳州正兴医院肿瘤内科
谢　宇	湖南省肿瘤医院泌尿外科

谢晓冬　中国人民解放军北部战区总医院肿瘤内科

徐万海　哈尔滨医科大学附属肿瘤医院泌尿外科

杨　波　中国人民解放军总医院肿瘤科

杨铁军　河南省肿瘤医院泌尿外科

姚　欣　天津医科大学肿瘤医院泌尿肿瘤科

姚旭东　上海市第十人民医院泌尿外科

叶定伟　复旦大学附属肿瘤医院泌尿外科

叶雄俊　中国医学科学院肿瘤医院泌尿外科

易发现　重庆市人民医院泌尿外科

袁建林　中国人民解放军空军军医大学第一附属医院泌尿外科

曾　浩　四川大学华西医院泌尿外科

张　进　上海交通大学医学院附属仁济医院泌尿外科

张　争　北京大学第一医院泌尿外科

张爱莉　河北医科大学第四医院泌尿外科

张海梁　　复旦大学肿瘤医院泌尿外科

张树栋　　北京大学第三医院泌尿外科

张寅斌　　西安交通大学第二附属医院肿瘤科

周爱萍　　中国医学科学院肿瘤医院肿瘤内科

周芳坚　　中山大学肿瘤防治中心泌尿外科

基于循证医学证据、兼顾诊疗产品的可及性、吸收精准医学新进展，制定中国常见肿瘤的诊断和治疗指南，是中国临床肿瘤学会（CSCO）的基本任务之一。近年来，临床诊疗指南的制定出现新的趋向，即基于诊疗资源的可及性，这尤其适合于发展中国家，以及地区差异性显著的国家和地区。中国是幅员辽阔、地区经济和学术发展不平衡的发展中国家，CSCO 指南需要兼顾地区发展差异、药物和诊疗手段的可及性及肿瘤治疗的社会价值三个方面。因此，CSCO 指南的制定，要求每一个临床问题的诊疗意见根据循证医学证据和专家共识度形成证据类别，同时结合产品的可及性和效价比形成推荐等级。证据类别高、可及性好的方案，作为 I 级推荐；证据类别较高、专家共识度稍低，或可及性较差的方案，作为 II 级推荐；临床实用，但证据类别不高的，作为 III 级推荐。CSCO 指南主要基于国内外临床研究成果和 CSCO 专家意见，确定推荐等级，以便于大家在临床实践中参考使用。CSCO 指南工作委员会相信，基于证据、兼顾可及、结合意见的指南，更适合我国的临床实际。我们期待得到大家宝贵的反馈意见，并将在指南更新时认真考虑、积极采纳合理建议，保持 CSCO 指南的科学性、公正性和时效性。

中国临床肿瘤学会指南工作委员会

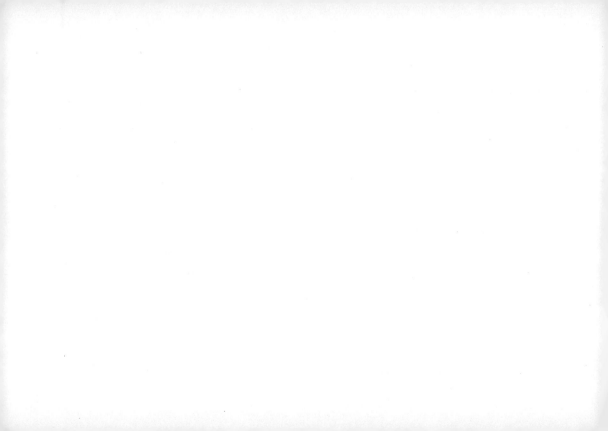

目录

目录

CSCO 诊疗指南证据类别

证据特征			CSCO 专家共识度
类别	水平	来源	
1A	高	严谨的 meta 分析、大型随机对照研究	一致共识 （支持意见 ≥ 80%）
1B	高	严谨的 meta 分析、大型随机对照研究	基本一致共识 （支持意见 60% ~ < 80%）
2A	稍低	一般质量的 meta 分析、小型随机对照研究、设计良好的大型回顾性研究、病例 - 对照研究	一致共识 （支持意见 ≥ 80%）
2B	稍低	一般质量的 meta 分析、小型随机对照研究、设计良好的大型回顾性研究、病例 - 对照研究	基本一致共识 （支持意见 60% ~ < 80%）
3	低	非对照的单臂临床研究、病例报告、专家观点	无共识，且争议大 （支持意见 < 60%）

CSCO 诊疗指南推荐等级

推荐等级	标准
Ⅰ 级推荐	**1A 类证据和部分 2A 类证据** CSCO 指南将 1A 类证据，以及部分专家共识度高且在中国可及性好的 2A 类证据，作为 Ⅰ 级推荐。具体为：适应证明确、可及性好、肿瘤治疗价值稳定，纳入《国家基本医疗保险、工伤保险和生育保险药品目录》的诊治措施
Ⅱ 级推荐	**1B 类证据和部分 2A 类证据** CSCO 指南将 1B 类证据，以及部分在中国可及性欠佳，但专家共识度较高的 2A 类证据，作为 Ⅱ 级推荐。具体为：国内外随机对照研究，提供高级别证据，但可及性差或者效价比不高；对于临床获益明显但价格较贵的措施，考虑患者可能获益，也可作为 Ⅱ 级推荐
Ⅲ 级推荐	**2B 类证据和 3 类证据** 对于某些临床上习惯使用，或有探索价值的诊治措施，虽然循证医学证据相对不足，但专家组意见认为可以接受的，作为 Ⅲ 级推荐

CSCO 肾癌诊疗指南 2023
更新要点

4 外科治疗

  局限性肾癌不耐受手术患者，推荐立体定向放疗推荐级别由Ⅲ级更改为Ⅱ级推荐

  修改了注释部分内容：对于 SDH 综合征，生物恶性程度高，建议行肾根治性切除术；增加了 Bosniak 肾囊性病变的手术原则

5 内科治疗

  一线治疗：中、高危治疗推荐：增加了阿昔替尼联合特瑞普利单抗作为Ⅱ级推荐

      中、高危治疗推荐：索拉非尼的推荐级别根据危险分级由Ⅰ级调整为Ⅱ/Ⅲ级

  二线治疗：伏罗尼布联合依维莫司推荐级别由Ⅱ级更改为Ⅰ级推荐

  非透明细胞癌的治疗：增加了仑伐替尼联合帕博利珠单抗Ⅱ级推荐

      卡博替尼联合纳武利尤单抗推荐由Ⅲ级调整为Ⅱ级

  转移性肾癌的内科治疗部分更新了涉及相关研究的最新数据以及部分文献

6 增加了放射治疗章节

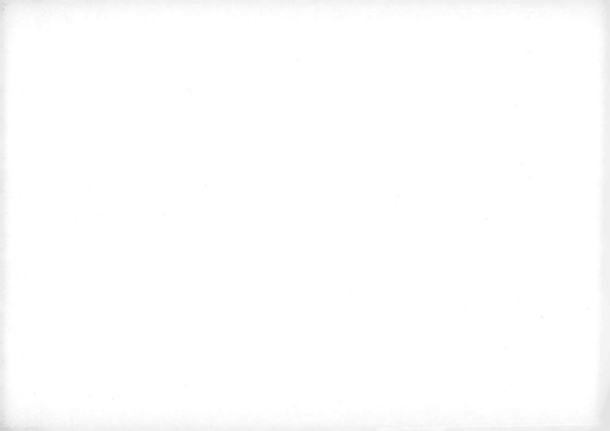

1 MDT 诊疗模式 [a]

肾癌的 MDT 诊疗模式

内容	主要科室	相关科室	可考虑加入科室
MDT 学科组成	1. 泌尿外科 2. 肿瘤内科 3. 放射治疗科 4. 影像诊断科 5. 病理科 6. 核医学科	1. 胸外科 2. 超声科 3. 骨科 4. 疼痛科 5. 普通内科[b]（包括心血管、肾内、内分泌等）	1. 营养科 2. 检验科 3. 遗传学专科 4. 其他外科（包括神经、胃肠、介入科等） 5. 中医科
MDT 成员要求	副主任医师及以上	副主任医师及以上	副主任医师及以上

肾癌的 MDT 诊疗模式（续）

内容	主要科室	相关科室	可考虑加入科室
MDT 讨论内容	1. 临界可切除患者 2. 局部晚期患者 3. 伴有寡转移灶的同时性转移性患者 4. 可能行减瘤术患者 5. 因医学原因不能耐受手术的可切除患者 6. 肾脏病变诊断困难	1. 需要新辅助、辅助及转化治疗、系统性抗肿瘤治疗的患者 2. 转移灶导致局部症状明显的患者 3. 伴随疾病较多导致治疗困难的患者	主管医师认为需要 MDT 的内容
MDT 日常活动	有条件的情况下，固定学科、固定专家和固定时间（建议每 1~2 周一次），固定场所	根据具体情况设置	

【注释】

a 肾癌诊疗应高度重视多学科诊疗（multi-disciplinary treatment，MDT）的作用，推荐有条件的单位将尽可能多的肾癌患者进行 MDT。

MDT 实施过程中由多个学科专家共同分析患者的临床症状、体征、影像、病理、分子检测等资料，对患者的体能状态、疾病诊断、分期、侵犯范围、发展趋向和预后等做出全面的评估，并根据国内外治疗规范 / 指南 / 循证医学证据，结合现有的治疗手段，制订科学、合理的诊疗计划，积极应用手术、系统性肿瘤内科治疗等手段进行综合治疗，以期达到治愈或控制肿瘤、延长生存期和提高生活质量的目的[1]。

b 肾癌患者常具有以下特点：①肾癌患者可能伴发副肿瘤综合征，包括高钙血症、发热、红细胞增多症、Stauffer 综合征等[2-5]；②终末期肾衰竭、肾移植或结节性硬化综合征患者可能会出现肾癌[6-7]；③晚期肾癌靶向治疗可能会导致高血压、蛋白尿、内分泌异常、间质性肺炎等不同器官功能异常的临床表现，故在诊治过程中需重视相关内科的参与处理。

参考文献

［1］NIELSEN SM, RHODES L, BLANCO I, et al. Von hippel-lindau disease: Genetics and role of genetic counseling in a multiple neoplasia syndrome. J Clin Oncol, 2016, 34 (18): 2172-2181.

［2］MOREIRA DM, GERSHMAN B, LOHSE CM, et al. Paraneoplastic syndromes are associated with adverse prognosis among patients with renal cell carcinoma undergoing nephrectomy. World J Urol, 2016, 34 (10): 1465-1472.

[3] HEGEMANN M, KROEGER N, STENZL A, et al. Rare and changeable as a chameleon: Paraneoplastic syndromes in renal cell carcinoma. World J Urol, 2018, 36 (6): 849-854.

[4] SACCO E, PINTO F, SASSO F, et al. Paraneoplastic syndromes in patients with urological malignancies. Urol Int, 2009, 83 (1): 1-11.

[5] KIM HL, BELLDEGRUN AS, FREITAS DG, et al. Paraneoplastic signs and symptoms of renal cell carcinoma: Implications for prognosis. J Urol, 2003, 170 (5): 1742-1746.

[6] SRIGLEY JR, DELAHUNT B, EBLE JN, et al. The International Society of Urological Pathology (ISUP) vancouver classification of renal neoplasia. Am J Surg Pathol, 2013, 37 (10): 1469-1489.

[7] NEUZILLET Y, TILLOU X, MATHIEU R, et al. Renal cell carcinoma (RCC) in patients with end-stage renal disease exhibits many favourable clinical, pathologic, and outcome features compared with RCC in the general population. Eur Urol, 2011, 60 (2): 366-373.

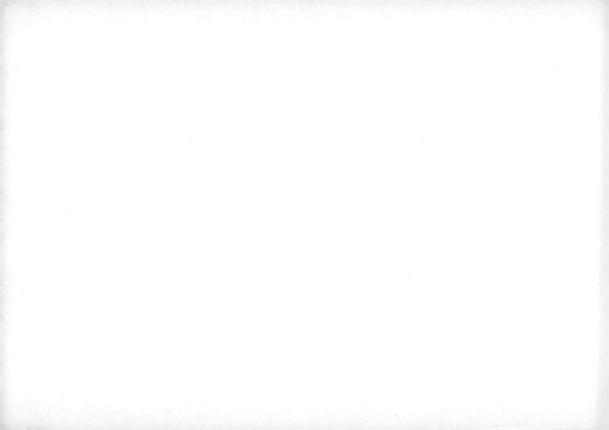

2 诊断

肾癌的临床诊断和临床分期（cTNM）主要依靠影像学检查，其他还包括体格检查、实验室检查等。组织病理学诊断可以明确肾癌的组织学类型、pTNM 分期、判断预后，为制订个体化治疗及随访提供必要依据。

2.1　肾癌的诊断原则

目的	Ⅰ级推荐	Ⅱ级推荐	Ⅲ级推荐
定性诊断	手术标本的病理诊断（1A 类）[a]	穿刺活检（2A 类）[b, c]	
分期诊断（局限性肾癌 [d]）	胸部 CT/X 线（2A 类）[e] 腹腔增强 CT/MRI（1A 类）[f]	头颅 CT/MRI（2A 类）[g] 骨扫描 [h]（2A 类） 盆腔 CT/MRI（2A 类）[i] 胸部 CT/X 线（2A 类）[e] 腹腔增强 CT/MRI（1A 类）[f]	PET/CT（2A 类） 肾超声造影（2A 类）[j]
分期诊断（局部进展 / 转移性肾癌）	胸部 CT（1A 类） 腹盆腔增强 CT/MRI（1A 类）[f] 头颅 CT/MRI（1A 类）[g] 骨扫描（1A 类）	PET/CT（2A 类）	

【注释】

局限性肾癌一般没有明显症状，通常经健康体检或因其他原因进行影像学检查而被发现。少部分患者具有某些临床表现，如腰痛、血尿、高血压、贫血、消瘦等。有些转移性肾癌患者可因转移部位和程度的不同，而出现骨骼疼痛、骨折、严重贫血、咳嗽和咯血等相应症状。

实验室检查可作为对患者一般状况、肝肾功能以及预后判定评价的参考。主要实验室检查项目除了血常规、肝肾功能、凝血功能等常规项目，还可以包括肾小球滤过率、血钙、碱性磷酸酶和乳酸脱氢酶。此外，肾癌患者术前宜行核素肾图或肾动态显像进行肾功能评估。

a 临床影像检查诊断为肾癌，且适合手术治疗的患者。

b 临床影像检查诊断为肾癌，且适合手术（包括根治性肾切除术和保留肾单位手术）治疗的患者，一般不建议肾肿瘤穿刺活检[1]。对不能手术治疗的晚期肾癌患者，全身治疗前行肾肿瘤或转移灶穿刺活检，有助于病理诊断分型和提供后续进一步检测的组织来源，为制订个体化治疗方案提供依据。选择消融治疗前，应先行肾肿瘤穿刺活检病理检查。

c 肾肿瘤穿刺活检应尽量考虑用粗针穿刺，不建议细针穿刺[2-3]。

d 局限性肾癌是指肿瘤局限于肾脏被膜内，包括临床分期为 T_1 和 T_2 的肿瘤。

e 术前胸部常规影像学检查，优先考虑行胸部 CT 检查。

f 应使用静脉注射和口服对比增强剂。如有 CT 静脉造影的禁忌证，腹盆腔检查考虑腹/盆腔增强MRI[4-14]。

g 有头痛或相应神经系统症状患者[15-16]。

h 核素骨显像检查指征：①有相应骨症状；②碱性磷酸酶增高；③临床分期 ≥ Ⅲ期的患者[17-18]。

i MRI 有助于复杂性肾囊性病变的鉴别诊断，分析局部晚期肿瘤侵及范围，和周围血管、脏器的联系，以及有无静脉瘤栓。

j 肾超声造影检查有助于鉴别肾肿瘤良恶性，特别是用于复杂性肾囊肿患者的鉴别诊断。

2.2　肾癌的病理学诊断

肾细胞癌（肾癌）常见病理类型为透明细胞肾细胞癌、乳头状肾细胞癌、嫌色细胞肾细胞癌。根据 2022 年世界卫生组织（WHO）肿瘤分类，肾细胞癌还包括其他 13 种病理亚型，具体详见附录 7.3。2022 年分类新纳入的肾癌类型包括 *ALK* 基因重排的肾细胞癌，*ELOC*（*TCEB1*）突变的肾细胞癌，和嗜酸性实囊性肾细胞癌（eosinophilic solid and cystic renal cell carcinoma，ESC RCC）[19]。此外还有几个肿瘤类型名称进行了更改：透明细胞乳头状肾细胞癌更名为透明细胞乳头状肾细胞肿瘤（基于惰性的生物学行为，目前未见转移病例报道），遗传性平滑肌瘤病肾癌综合征相关性肾细胞癌更名为延胡索酸水合酶缺失型肾细胞癌（少数是 *FH* 体系突变引起）。根据获取的肿瘤组织，规范化行病理学诊断，是进一步诊疗及随访的前提条件。

2.2.1 肾癌的病理诊断与规范化原则

标本类型	主要指标		次要指标
	大体检查	光镜下检查	
肾部分切除标本	肿瘤位置 肿瘤大小	明确病变性质 组织学类型 [a] WHO/ISUP 核分级 [b] 肿瘤坏死及其比例 周围侵犯 / 脉管侵犯 切缘情况 和 / 或伴有肉瘤样分化比例	免疫组织化学标志物检测 [c]：用于组织学类型鉴别诊断、明确血管和淋巴结侵犯、肿瘤细胞增殖活性评估等

诊断

标本类型	主要指标		次要指标
	大体检查	光镜下检查	
根治性肾切除标本	肿瘤位置 肿瘤大小	明确病变性质 组织学类型 [a] WHO/ISUP 核分级 [b] 肿瘤坏死及其比例 周围侵犯 / 脉管侵犯 切缘情况 伴有肉瘤样分化比例 大血管受累情况 淋巴结情况（如清扫） 肾上腺情况（如切除）	免疫组织化学标志物检测 [c]： 用于组织学类型鉴别诊断、明确血管和淋巴结侵犯、肿瘤细胞增殖活性评估等
活检标本	组织大小与数目	明确病变性质和组织学类型 [a] – 肿瘤 / 非肿瘤 – 良性 / 恶性 – 组织学类型	免疫组织化学标志物检测 [c]： 用于组织学类型鉴别诊断、明确血管和淋巴结侵犯、肿瘤细胞增殖活性评估等

诊断

【注释】

a 病理诊断困难建议提交上级医院会诊（提供原始病理报告以核对送检切片的准确性，减少误差；提供充分的病变切片或蜡块以及术中所见等）。

b 根据 2016 年 WHO 肾脏肿瘤病理学分类，WHO/ISUP（International Society of Urological Pathology）核分级系统取代既往使用的 Fuhrman 分级系统。

c 病理诊断困难时，可根据肾癌的诊断与鉴别诊断、预后评估及治疗需要选择肾癌相关标志物的检测项目。推荐使用有助于常见肾细胞肿瘤鉴别诊断的免疫组织化学标志物：CK7、CK20、AMACR、CD10、RCC、PAX8、CAIX、CD117、ALK、SMARCB1（INI1）、OCT4、FH、2-SC、SDHB、TFE3、TFEB、HMB45、melanA、cathepsinK，可酌情组合并联合其他免疫组织化学标志物。

2.2.2 肾细胞癌 WHO/ISUP 核分级标准[20-21]

WHO/ISUP 分级 [a]	核的形态
1	显微镜下放大 400 倍时，未见核仁或者核仁不明显，核仁嗜碱性
2	显微镜下放大 400 倍时核仁明显（conspicuous），而且嗜酸性，放大 100 倍时可见（visible）但是不突出（not prominent）
3	显微镜下放大 100 倍时核仁明显（conspicuous），而且嗜酸性
4	核极度多形性，或者肿瘤性多核巨细胞，或者伴有横纹肌样分化，或者肉瘤样分化

诊断

【注释】

a 肾细胞癌 WHO/ISUP 核分级标准仅应用于透明细胞肾细胞癌和乳头状肾细胞癌，分为 4 级（1~4 级），级别越高，预后越差，如伴有肉瘤样变和横纹肌样分化，分级为 4 级（最高级）。嫌色细胞肾细胞癌目前不分级；对于 SDH 缺失性肾细胞癌，黏液小管梭形细胞癌和 *ELOC* 突变型肾细胞癌可能有一定的意义；对于其他类型肾细胞癌则不适用。

2.2.3 遗传性肾癌

依据是否具有家族遗传性特点，可以把肾癌分为遗传性肾癌和散发性肾癌。临床上所诊断的肾癌大多数都是散发性肾癌，*VHL* 基因异常是散发性肾癌最常见的基因异常，超过 50% 的散发性透明细胞肾细胞癌中都存在该基因的突变或沉默。而遗传性肾癌是指具有特定基因改变并具有家族聚集倾向的肾癌，占全部肾癌的 2%~4%[22-35]。对于发病年龄 ≤ 46 岁并且肾脏肿瘤病变表现为双侧、多灶性以及肾癌家族史的患者，推荐进行遗传学方面的基因检测。

2.2.4 常见遗传性肾癌及临床表现

综合征	突变位点	主要病理类型	综合征临床表现
VHL（Von Hippel-Lindal disease）	*VHL*	透明细胞肾细胞癌	肾细胞癌，肾囊肿，嗜铬细胞瘤，胰腺肾脏囊肿，神经系统视网膜血管母细胞瘤，副神经节瘤，胰腺内分泌肿瘤，内淋巴囊肿瘤，附睾腺瘤
HPRC（遗传性乳头状肾细胞癌）	*MET*	乳头状肾细胞癌Ⅰ型	没有肾脏以外病变表现
BHD 综合征	*FLCN*	嫌色细胞肾细胞癌 嗜酸细胞瘤 混合型嗜酸性肿瘤 透明细胞肾细胞癌	肾细胞癌，混合性嫌色 - 嗜酸性肾细胞癌，皮肤病变（纤维毛囊瘤，毛盘瘤，软垂疣），肺囊肿（容易引起自发性肺气胸）

诊断

常见遗传性肾癌及临床表现（续）

综合征	突变位点	主要病理类型	综合征临床表现
HLRCC（遗传性平滑肌瘤病和肾细胞癌）	*FH*	延胡索酸水化酶缺失相关性肾癌	肾细胞癌，皮肤平滑肌瘤，子宫肌瘤，副节瘤
SDH RCC（琥珀酸脱氢酶相关肾细胞癌）	*SDHA*，*SDHB*，*SDHC*，*SDHD*，*SDHAF2*	SDH 缺陷相关性肾细胞癌	肾细胞癌，副神经节瘤，嗜铬细胞瘤，胃肠道间质瘤，垂体腺瘤，肺软骨瘤
TSC（结节性硬化症）	*TSC1* *TSC2*	嗜酸性实囊性肾细胞癌，*TCEB1* 突变的肾细胞癌，伴有平滑肌间质的肾细胞癌，嫌色细胞肾细胞癌，未能分类的肾细胞癌	双侧多发血管平滑肌脂肪瘤，肾细胞癌，肾囊肿，视网膜错构瘤，皮肤血管纤维瘤，心脏横纹肌瘤，室管膜下巨细胞胶质细胞胶质瘤等

诊断

常见遗传性肾癌及临床表现（续）

综合征	突变位点	主要病理类型	综合征临床表现
多发性错构瘤综合征（Cowden 综合征）	*PTEN*	透明细胞肾细胞癌 乳头状肾细胞癌 嫌色细胞肾细胞癌	肾细胞癌，乳腺癌，滤泡性甲状腺癌，子宫内膜癌
HPT-JT（甲状旁腺功能亢进性颌骨肿瘤综合征）	*HRPT2*	肾脏混合性上皮间质肿瘤 肾母细胞瘤（Wilms 瘤）其他	肾脏混合性上皮间质肿瘤，肾囊肿，肾母细胞瘤（Wilms 瘤），甲状旁腺功能亢进，甲状旁腺癌，子宫肿瘤（平滑肌瘤，腺肉瘤），颌骨骨化性纤维瘤
BAP1 易感性肿瘤综合征	*BAP1*	透明细胞肾细胞癌	透明细胞肾细胞癌，葡萄膜黑色素瘤，皮肤黑色素瘤，间皮瘤，肝细胞癌，胆管细胞癌，皮肤基底细胞癌，脑膜瘤，乳腺癌，肺癌，甲状腺癌，唾液腺癌

【注释】

遗传性肾癌少见，对于年轻、肿瘤表现为多灶性、双侧发病的患者，应警惕其可能性，进一步诊断及治疗需要包含遗传学专业的多学科讨论。

参考文献

[1] LANE BR, SAMPLASKI MK, HERTS BR, et al. Renal mass biopsy: A renaissance?. J Urol, 2008, 179 (1): 20-27.

[2] CATE F, KAPP ME, ARNOLD SA, et al. Core needle biopsy and fine needle aspiration alone or in combination: Diagnostic accuracy and impact on management of renal masses. J Urol, 2017, 197 (6): 1396-1402.

[3] MARCONI L, DABESTANI S, LAM TB, et al. Systematic review and meta-analysis of diagnostic accuracy of percutaneous renal tumour biopsy. Eur Urol, 2016, 69 (4): 660-673.

[4] SOKHI HK, MOK WY, PATEL U. Stage T3a renal cell carcinoma: Staging accuracy of CT for sinus fat, perinephric fat or renal vein invasion. Br J Radiol, 2015, 88 (1045): 20140504.

[5] GONG IH, HWANG J, CHOI DK, et al. Relationship among total kidney volume, renal function and age. J Urol, 2012, 187 (1): 344-349.

[6] JANUS CL, MENDELSON DS. Comparison of MRI and CT for study of renal and perirenal masses. Crit Rev Diagn Imaging, 1991, 32 (2): 69-118.

[7] MUELLER-LISSE UG, MUELLER-LISSE UL. Imaging of advanced renal cell carcinoma. World J Urol, 2010, 28 (3): 253-261.

[8] KABALA JE, GILLATT DA, PERSAD RA, et al. Magnetic resonance imaging in the staging of renal cell carcinoma.

Br J Radiol, 1991, 64 (764): 683-689.

[9] PARK JW, JO MK, LEE HM. Significance of ^{18}F-fluorodeoxyglucose positron-emission tomogra-phy/computed tomography for the postoperative surveillance of advanced renal cell carcinoma. BJU Int, 2009, 103 (5): 615-619.

[10] BECHTOLD RE, ZAGORIA RJ. Imaging approach to staging of renal cell carcinoma. Urol Clin North Am, 1997, 24 (3): 507-522.

[11] MILES KA, LONDON NJ, LAVELLE JM, et al. CT staging of renal carcinoma: A prospective com-parison of three dynamic computed tomography techniques. Eur J Radiol, 1991, 13 (1): 37-42.

[12] LIM DJ, CARTER MF. Computerized tomography in the preoperative staging for pulmonary metastases in patients with renal cell carcinoma. J Urol, 1993, 150 (4): 1112-1114.

[13] HEIDENREICH A, RAVERY V. Preoperative imaging in renal cell cancer. World J Urol, 2004, 22 (5): 307-315.

[14] SHETH S, SCATARIGE JC, HORTON KM, et al. Current concepts in the diagnosis and management of renal cell carcinoma: Role of multidetector CT and three-dimensional CT. Radiographics, 2001, 21: S237-S254.

[15] MARSHALL ME, PEARSON T, SIMPSON W, et al. Low incidence of asymptomatic brain metastases in patients with renal cell carcinoma. Urology, 1990, 36 (4): 300-302.

[16] KOGA S, TSUDA S, NISHIKIDO M, et al. The diagnostic value of bone scan in patients with renal cell carcinoma. J Urol, 2001, 166 (6): 2126-2128.

[17] HENRIKSSON C, HARALDSSON G, ALDENBORG F, et al. Skeletal metastases in 102 patients evaluated before surgery for renal cell carcinoma. Scand J Urol Nephrol, 1992, 26 (4): 363-366.

[18] SEAMAN E, GOLUBOFF ET, ROSS S, et al. Association of radionuclide bone scan and serum alkaline phospha-tase in patients with metastatic renal cell carcinoma. Urology, 1996, 48 (5): 692-695.

[19] WHO Classification of Tumours Editorial Board. WHO Classification of Tumours: Urinary and Male Genital Tumours. 5th ed. Lyon (France): International Agency for Research on Cancer, 2022.

［20］ MOCH H, CUBILLA AL, HUMPHREY PA, et al. The 2016 WHO classification of tumours of the urinary system and male genital organs-part A: Renal, penile, and testicular tumours. Eur Urol, 2016, 70 (1): 93-105.

［21］ DELAHUNT B, CHEVILLE JC, MARTIGNONI G, et al. The International Society of Urological Pathology (ISUP) grading system for renal cell carcinoma and other prognostic parameters. Am J Surg Pathol, 2013, 37 (10): 1490-1504.

［22］ SRIGLEY JR, DELAHUNT B, EBLE JN, et al. The International Society of Urological Pathology (ISUP) vancouver classification of renal neoplasia. Am J Surg Pathol, 2013, 37 (10): 1469-1489.

［23］ SHUCH B, VOURGANTI S, RICKETTS CJ, et al. Defining early-onset kidney cancer: Implications for germline and somatic mutation testing and clinical management. J Clin Oncol, 2014, 32 (5): 431-437.

［24］ PIGNOT G, ELIE C, CONQUY S, et al. Survival analysis of 130 patients with papillary renal cell carcinoma: Prognostic utility of type 1 and type 2 subclassification. Urology, 2007, 69 (2): 230-235.

［25］ PRZYBYCIN CG, MAGI-GALLUZZI C, MCKENNEY JK, et al. Hereditary syndromes with associated renal neoplasia: A practical guide to histologic recognition in renal tumor resection specimens. Adv Anat Pathol, 2013, 20 (4): 245-263.

［26］ SHUCH B, SINGER EA, BRATSLAVSKY G. The surgical approach to multifocal renal can-cers: Hereditary syndromes, ipsilateral multifocality, and bilateral tumors. Urol Clin North Am, 2012, 39 (2): 133-148.

［27］ BRATSLAVSKY G, LIU JJ, JOHNSON AD, et al. Salvage partial nephrectomy for hereditary renal cancer: Feasibility and outcomes. J Urol, 2008, 179 (1): 67-70.

［28］ HSIEH JJ, PURDUE MP, SIGNORETTI S, et al. Renal cell carcinoma. Nat Rev Dis Primers, 2017, 3: 17009.

［29］ SHUCH B, ZHANG J. Genetic predisposition to renal cell carcinoma: implications for counseling, testing, screening, and management. J Clin Oncol, 2018, 36 (36): 3560-3566.

［30］ CARLO M I, HAKIMI A A, STEWART G D, et al. Familial kidney cancer: Implications of new syndromes and

诊断

molecular insights. Eur Urol, 2019, 76 (6): 754-764.

［31］ GROMOWSKI T, MASOJĆ B, SCOTT RJ, et al. Prevalence of the E318K and V320I MITF germline mutations in Polish cancer patients and multiorgan cancer risk: A population-based study. Cancer Genet, 2014, 207 (4): 128-132.

［32］ LAU HD, CHAN E, FAN AC, et al. A clinicopathologic and molecular analysis of fumarate hydratase-deficient renal cell carcinoma in 32 patients. Am J Surg Pathol, 2020, 44 (1): 98-110.

［33］ GUPTA S, ARGANI P, JUNGBLUTH AA, et al. TFEB Expression profiling in renal cell carcinomas: Clinicopathologic correlations. Am J Surg Pathol, 2019, 43 (11): 1445-1461.

［34］ CARBONE M, HARBOUR JW, BRUGAROLAS J, et al. Biological mechanisms and clinical significance of BAP1 mutations in human cancer. Cancer Discov, 2020, 10 (8): 1103-1120.

［35］ LAITMAN Y, NEWBERG J, MOLHO RB, et al. The spectrum of tumors harboring BAP1 gene alterations. Cancer Genet, 2021, 256-257: 31-35.

3 预后影响因素及其评分

影响肾癌患者预后最主要的因素是病理分期。此外，组织学分级、患者的体力状态评分、症状、肿瘤中是否有组织坏死、一些生化指标异常和变化等因素也与肾癌预后有关。目前采用肿瘤综合预后评估模型进行评估，肿瘤综合预后评估模型由患者的肿瘤病理组织学和临床特征、实验室检测数据等多因素构成，在肾癌发展的相应阶段采用相应模型进行评估，有利于判断患者预后，是肾癌诊疗及随访过程中的强有力工具。

3.1 肾癌 UISS 预后分级系统 [1-2]

UISS 危险分级 [a, b]	TNM 分期 [c]	Fuhrman 分级 [d]	ECOG 评分
低危	I	1~2	0
中危	I	1~2	≥1
	I	3~4	任何
	II	任何	任何
	III	1	0
	III	1	≥1
高危	III	2~4	≥1
	IV	任何	任何

【注释】

a UISS 为加利福尼亚大学洛杉矶分校制定的肾癌预后分级系统（University of California, Los Angeles Integrated Staging System）。

b 适用于接受根治性手术/肾部分切除术的早、中期肾癌患者术后预后评估。

c 解剖学危险因素，如肿瘤大小、静脉是否累及、肾包膜有无侵犯、肾上腺是否受累、淋巴结及远处转移均已纳入 TNM 分期。

d 该分级系统中的 Fuhrman 分级系统在透明细胞肾细胞癌中被证实。

3.2　纪念斯隆凯特琳癌症中心（MSKCC）晚期肾癌预后模型[3]

预后因素 [a]	预后分层
乳酸脱氢酶>正常值上限 1.5 倍	低危：0 项不良预后因素
血红蛋白<正常值下限	中危：1~2 项不良预后因素
血清校正钙 [b] >正常值上限	高危：≥3 项不良预后因素
确诊原发肾癌至系统治疗的间隔时间<1 年	
Karnofsky 行为状态评分<80%	

【注释】

a 该模型来源于晚期肾癌细胞因子治疗时代数据。

b 血清校正钙的计算公式：校正钙（mmol/L）= 总血钙［测量值（mmol/L）］+ 0.02 ×［47- 血中白蛋白浓度（g/L）］。

3.3 国际转移性肾癌数据库联盟（IMDC）晚期肾癌预后模型[4-5]

预后因素[a]	预后分层
确诊原发肾癌至系统治疗的间隔时间 < 1 年	低危：0 项不良预后因素
Karnofsky 行为状态评分 < 80%	中危：1~2 项不良预后因素
血红蛋白 < 正常值下限	高危：≥ 3 项不良预后因素
血清校正钙 > 正常值上限	
中性粒细胞计数绝对值 > 正常值上限	
血小板计数绝对值 > 正常值上限	

【注释】

a 该模型来源于晚期肾癌靶向治疗时代数据。

参考文献

[1] ZISMAN A, PANTUCK AJ, DOREY F, et al. Improved prognostication of renal cell carcinoma using an integrated staging system. J Clin Oncol, 2001, 19 (6): 1649-1657.

[2] PATARD JJ, KIM HL, LAM JS, et al. Use of the University of California Los Angeles integrated staging system to predict survival in renal cell carcinoma: An international multicenter study. J Clin Oncol, 2004, 22 (16): 3316-3322.

[3] MOTZER RJ, MAZUMDAR M, BACIK J, et al. Survival and prognostic stratification of 670 patients with advanced renal cell carcinoma. J Clin Oncol, 1999, 17 (8): 2530-2540.

[4] HENG DY, XIE W, REGAN MM, et al. Prognostic factors for overall survival in patients with metastatic renal cell carcinoma treated with vascular endothelial growth factor-targeted agents: Results from a large, multicenter study. J Clin Oncol, 2009, 27 (34): 5794-5799.

[5] KO JJ, XIE W, KROEGER N, et al. The International Metastatic Renal Cell Carcinoma Database Consortium model as a prognostic tool in patients with metastatic renal cell carcinoma previously treated with first-line targeted therapy: A population-based study. Lancet Oncol, 2015, 16 (3): 293-300.

4 外科治疗

局限性肾癌是指肿瘤局限于肾脏被膜内，包括临床分期为 T_1 和 T_2 的肿瘤。随着影像学技术广泛应用及健康体检的普及，局限性肾癌在肾癌患者中所占比例已经超过 50%。而局部进展性肾癌是指肿瘤突破肾脏被膜累及肾周脂肪或肾窦脂肪，但仍局限于肾周筋膜内，或肿瘤累及肾静脉或下腔静脉的情况。虽然目前肾癌分子生物学方面取得了巨大进展，但是对于局限性和局部进展性肾癌患者而言，外科手术仍然是首选的、可能使肾癌患者获得治愈的治疗方式。而转移性肾癌无法经单纯外科手术治愈，但作为多学科综合治疗的一部分，仍具有重要作用。

4.1　局限性肾癌的外科处理原则

患者状态	分期	Ⅰ级推荐	Ⅱ级推荐	Ⅲ级推荐
耐受手术	T_{1a}	保留肾单位手术（2A 类）[a] 不推荐区域淋巴结清扫术 （1A 类）[b]	肾根治性切除术 （2A 类）[c]	
	T_{1b}	根治性肾切除术（2A 类） 保留肾单位手术		
	T_2	根治性肾切除术（2A 类）	保留肾单位手术 （2A 类）[d]	

局限性肾癌的外科处理原则（续）

患者状态	分期	Ⅰ级推荐	Ⅱ级推荐	Ⅲ级推荐
不耐受手术	T_{1a} 且位于肾周边		密切观察（2A 类）[e] 消融治疗（2A 类）[f] 立体定向放疗 （2B 类）	
	T_{1b}/T_2			消融治疗（2B 类） 立体定向放疗 [g]

【注释】

a 手术可采用开放式手术、腹腔镜手术或机器人手术系统实施手术。手术可经腹腔或经后腹腔入路进行，尚无证据显示某种手术方式在肿瘤控制方面存在显著差异[1-6]。术中切除肿瘤周围正常肾组织的厚度并非一个关键性问题，只要保证最终手术标本切缘阴性即可。文献报道保留肾单位手术后病理切缘阳性率 3%~8%，但只有那些具有不良病理特征（核分级 Ⅲ~Ⅳ级）的患者术后复发风险增高，因此对有不良病理特征又切缘阳性患者应谨慎考虑补救性根治性肾切除。

（1）多数回顾性文献证实接受保留肾单位手术患者的术后慢性肾脏病（CKD）发生率低于根治性切除术者，同时有回顾性文献显示早期局限性肾癌，保留肾单位手术与根治手术相比有生存获益，但迄今唯一的一项随机对照临床研究结果显示，保留肾单位手术治疗肾癌，与根治性肾切除相比，生存没有差异[7-9]。

（2）遗传性肾癌的手术原则，需要根据其生物学行为进行分级管理，对于 VHL、BHD、HPRC，病灶不超过 3cm，可以密切观察；如超过 3cm，可考虑切除肿瘤的保留肾单位手术。HLRCC 与 SDH 综合征恶性程度高，建议行根治性肾切除术。

（3）Bosniak 肾囊性病变的手术原则，对于肿瘤病灶 ≤ 4cm 或 Bosniak 分型为 I / II 型，建议进行密切的随访观察；Bosniak III 型囊肿常表现为低恶性潜能，因手术可能导致过度治疗，建议密切随访观察或根据实际情况行手术治疗；Bosniak IV 型囊肿 83% 为恶性倾向，强烈建议行手术治疗。

b 当前尚无证据表明淋巴结清扫能够使患者获益，故不推荐对局限性肾癌患者行区域或扩大淋巴结清扫术[10]。

c 以下情况谨慎考虑行保留肾单位手术：残存肾实质体积不足以维持器官功能；肿瘤所处部位不佳，如与肾血管毗邻等；影像学显示肿瘤与正常肾组织界限不清晰或包膜不完整等；未停用抗凝药物。另外，对于腹腔镜下完成保留肾单位手术有困难的患者，应该首先考虑开放式保留肾单位手术。

d 可耐受手术且存在以下情况时，手术方式应尽量考虑保留肾单位手术：肾功能不全、孤立肾、双侧肾癌。

e 预期寿命短、高龄（>75 岁）、KPS 评分差、合并基础疾病较多的肾脏小肿瘤患者，密切观察随访也是一个合理的选择[11-15]。

f 消融治疗［射频消融（RFA）、冷冻消融和高强度聚焦超声（HIFU）］和立体定向放疗可以用于不适合手术的小肾癌患者，应严格按适应证慎重选择。

g 不耐受手术的局限性肾癌患者，在有条件的单位，可考虑行立体定向放疗（SBRT）。立体定向放疗是指应用专用设备对肿瘤进行精准定位和照射的治疗方法，主要特征是大分割、高分次剂量、短疗程和高度适形，关键技术是将根治肿瘤的大剂量放疗在保障正常组织安全的前提下精准实施。多项 II 期前瞻性临床研究和两项国际多中心回顾性研究显示，立体定向放疗治疗肾癌原发灶具有良好的局控率和安全性[16]。

4.2 局部进展期肾癌的外科处理原则

患者状态	分期	I 级推荐	II 级推荐	III 级推荐
耐受手术	$T_{3a}N_x$	肾根治性切除术（2A 类）[a]		
	$T_{3b}/T_{3c}N_x$		肾根治性切除术 + 下腔静脉瘤栓术（2B 类）[a, b]	
	T_4N_x		肾根治性切除术（2B 类）[a, b, c]	
不耐受手术	$T_{3\sim4}N_x$	临床试验 系统性药物治疗（1A 类）		局部消融 （2B 类） 局部栓塞[d]

外科治疗

【注释】

a 对于区域淋巴结可疑转移的患者（术前影像学提示或术中探查发现），可考虑行区域淋巴结清扫。回顾性研究表明，对于具有不良预后因素（cN+、肉瘤样分化、大肿瘤）的患者行扩大淋巴结清扫可以延长肿瘤特异性生存[10, 17-18]。

b 肾癌患者中，4%~10% 可能合并腔静脉瘤栓，其中 55%~70% 能够通过根治性肾切除联合腔静脉瘤栓切除。推荐术前进行 MRI 检查（或增强 CT）明确瘤栓累及范围，以利于制订治疗方案。肾癌合并下腔静脉瘤栓，由于手术复杂，围术期并发症多和病死风险大，应由经验丰富的多学科团队联合手术[19-22]。

c 肿瘤累及同侧肾上腺，需行肾上腺切除术[23-24]。

d 不耐受手术但血尿严重或腰痛临床症状明显的患者，可考虑行肾动脉栓塞以缓解症状[25]。

4.3 初诊为转移性肾癌的处理原则

患者分层	I级推荐	II级推荐	III级推荐
耐受手术 a	系统性药物治疗（1A 类）b 减瘤性肾切除术 + 术后系统性药物治疗（2A 类）c, d	系统性药物治疗后行减瘤性肾切除（2A 类）e	
不耐受手术 a	系统性药物治疗（1A 类）b		

【注释】

a 对于同时转移的晚期肾癌，建议多学科讨论制定治疗策略。

b 基于舒尼替尼单药与联合减瘤性肾切除术比较治疗晚期肾癌的随机对照Ⅲ期临床研究（CARMENA 研究）显示，晚期肾癌单药舒尼替尼治疗获得的中位生存时间为 18.4 个月，非劣效于减瘤术联合舒尼替尼治疗组（13.9 个月）[26]。

c 既往回顾性研究显示减瘤术肾切除术后接受靶向治疗较单纯靶向治疗具有生存获益[27]。结合 CARMENA 研究，晚期肾癌即刻减瘤术宜选择人群：年轻，一般情况良好，MSKCC 预后或 IMDC 预后为中危患者，转移灶瘤负荷小，原发病灶可完全切除患者。一般情况差、MSKCC 或 IMDC 预后为高危，瘤负荷大和 / 或伴肉瘤样分化，不建议接受即刻减瘤性肾切除术[26]。

d 对于同时性寡转移的晚期肾癌，可考虑同时或分期行寡转移灶的手术切除、立体定向放疗、消融等局部治疗。寡转移是指转移灶数目有限且能通过手术等局部治疗手段达到完整切除。

e 一项转移性肾癌接受即刻与延迟减瘤性肾切除的随机对照Ⅲ期临床研究（SURTIME）结果显示，延迟减瘤性肾切除术较即刻减瘤性肾切除可能获得更高的 OS[28]。

外科治疗

4.4 肾癌术后转移的外科处理原则

患者状态	转移灶类型	I 级推荐	II 级推荐	III 级推荐
耐受手术 [a]	寡转移灶 / 局部复发 [b]	手术切除（2A 类）系统性药物治疗（1A 类）	局部消融（2A 类）立体定向放疗（2B 类）	
	伴多发转移灶	系统性药物治疗（1A 类）[c]		
不耐受手术	寡转移灶	系统性药物治疗（1A 类）	局部消融（2A 类）立体定向放疗（2B 类）	
	伴多发转移灶	系统性药物治疗（1A 类）[c]		

【注释】

a 建议经多学科讨论制定治疗策略。外科手术宜选择人群：一般情况良好，MSKCC 预后或 IMDC 预后为低中危患者，病理为透明细胞癌，原发灶手术至出现远处转移时间 2 年以上，转移灶可完全手术切除[29-30]。

b 对于寡转移或局部复发的晚期肾癌，可考虑同时或分期行寡转移灶的手术切除、立体定向放疗、消融等局部治疗。寡转移是指转移灶数目有限且能通过手术等局部治疗手段达到根治性切除。

c 肾癌术后转移接受全身靶向药物期间，针对骨转移等选择性病变联合局部立体定向放疗，有助于局部控制等获益[31]。

4.4.1 肾癌骨转移

肾癌容易发生骨转移，在所有出现转移的器官排序中，其发生率仅次于肺，位居肾癌好发转移部位的第二位。

肾癌骨转移在 X 线片主要表现为溶骨性骨质破坏，发病部位多见于脊柱、骨盆和四肢近端骨骼，多发常见，偶有单发骨转移。肾癌骨转移主要症状为病变部位进行性疼痛加重；严重者可出现病理骨折、椎体压缩及脊髓受压所致的截瘫等骨相关事件（SRE）。治疗前需要根据 Mirels[32]、SINS[33] 及 Frankel 评分[34]，评估骨的受损状况及脊髓的安全性，对于存在骨折、脊柱不稳定及脊髓受压风险的病人首先考虑手术，后续再考虑放疗和内科药物治疗。

肾癌骨转移患者应采用以抗肿瘤系统性治疗药物为主，手术、放疗、骨靶向药物（特指二磷酸盐及 RANKL 抑制剂）等相结合的综合治疗[35-36]。对孤立或承重骨转移灶，可考虑手术方法切除；承重骨转移伴有骨折风险的患者可采用预防性内固定术等方法以避免骨相关事件的发生。对于已出现病理性骨折或脊髓的压迫症状，符合下列 3 个条件的患者推荐首选手术治疗：①预计患者存活期>3 个月；②体能状态良好；③术后能改善患者的生活质量，为进一步全身治疗和护理创造条件。经皮椎体成形术可用于治疗脊柱溶骨性破坏和椎体病理性塌陷，可提高转移部位硬度和受力压强，缓解局部疼痛，但要严格掌握适应证，否则会出现骨水泥压迫脊髓及骨水泥进入血管的并发症。局部姑息性低剂量放射治疗对减轻骨转移疼痛有一定作用，但不能降低骨折的风险。对于局限性骨转移，具备 SBRT 开展条件的单位应首先推荐 SBRT 治疗。

外科治疗

4.4.2 肾癌脑转移

肾癌脑转移发生率为 2%~15%，易合并肿瘤出血以及颅内水肿，预后不佳。手术切除和放射治疗是肾癌脑转移的有效且重要的治疗方法。对体能状态良好、单纯脑转移（≤3 个，最大直径 ≤3cm）首选立体定向放疗或脑外科手术联合放疗；对多发脑转移（脑转移灶>3 个，最大直径>3cm），全脑放疗意义有限。局部处理后，需根据患者的耐受情况，进行全身抗肿瘤药物治疗。

4.4.3 肾癌肝转移

肾癌患者出现肝转移，应首先考虑全身性抗肿瘤治疗；如全身治疗无效，可考虑联合肝脏转移灶的局部治疗，如肝动脉栓塞灌注化疗等。这些治疗可作为综合治疗的一部分，加强肝转移灶的局部控制，单独使用治疗意义不大。

参考文献

［1］HEMAL AK, KUMAR A. A prospective comparison of laparoscopic and robotic radical nephrectomy for T1-2N0M0 renal cell carcinoma. World J Urol, 2009, 27 (1): 89-94.

［2］HEMAL AK, KUMAR A, KUMAR R, et al. Laparoscopic versus open radical nephrectomy for large renal tumors: A long-term prospective comparison. J Urol, 2007, 177 (3): 862-866.

［3］GILL IS, KAVOUSSI LR, LANE BR, et al. Comparison of 1, 800 laparoscopic and open partial nephrectomies for single renal tumors. J Urol, 2007, 178 (1): 41-46.

[4] LANE BR, GILL IS. 7-year oncological outcomes after laparoscopic and open partial nephrectomy. J Urol, 2010, 183 (2): 473-479.

[5] GONG EM, ORVIETO MA, ZORN KC, et al. Comparison of laparoscopic and open partial nephrectomy in clinical T1a renal tumors. J Endourol, 2008, 22 (5): 953-957.

[6] MARSZALEK M, MEIXL H, POLAJNAR M, et al. Laparoscopic and open partial nephrectomy: A matched-pair comparison of 200 patients. Eur Urol, 2009, 55 (5): 1171-1178.

[7] HUANG WC, LEVEY AS, SERIO AM, et al. Chronic kidney disease after nephrectomy in patients with renal cortical tumours: A retrospective cohort study. Lancet Oncol, 2006, 7 (9): 735-740.

[8] GO AS, CHERTOW GM, FAN D, et al. Chronic kidney disease and the risks of death, cardiovascular events, and hospitalization. N Engl J Med, 2004, 351 (13): 1296-1305.

[9] VAN POPPEL H, DA POZZO L, ALBRECHT W, et al. A prospective, randomised EORTC inter-group phase 3 study comparing the oncologic outcome of elective nephron-sparing surgery and radical nephrectomy for low-stage renal cell carcinoma. Eur Urol, 2011, 59 (4): 543-552.

[10] BLOM JH, VAN POPPEL H, MARECHAL JM, et al. Radical nephrectomy with and without lymph-node dissection: Final results of European Organization for Research and Treatment of Cancer (EORTC) randomized phase 3 trial 30881. Eur Urol, 2009, 55 (1): 28-34.

[11] SUN M, BIANCHI M, TRINH QD, et al. Comparison of partial vs radical nephrectomy with regard to other-cause mortality in T1 renal cell carcinoma among patients aged >/=75 years with multiple comorbidities. BJU Int, 2013, 111 (1): 67-73.

[12] JEWETT MA, MATTAR K, BASIUK J, et al. Active surveillance of small renal masses: Progression patterns of early stage kidney cancer. Eur Urol, 2011, 60 (1): 39-44.

[13] SMALDONE MC, KUTIKOV A, EGLESTON BL, et al. Small renal masses progressing to metastases under active

外科治疗

surveillance: A systematic review and pooled analysis. Cancer, 2012, 118 (4): 997-1006.

[14] CRISPEN PL, VITERBO R, BOORJIAN SA, et al. Natural history, growth kinetics, and outcomes of untreated clinically localized renal tumors under active surveillance. Cancer, 2009, 115 (13): 2844-2852.

[15] ROSALES JC, HARAMIS G, MORENO J, et al. Active surveillance for renal cortical neoplasms. J Urol, 2010, 183 (5): 1698-1702.

[16] CORREA RJM, LOUIE AV, ZAORSKY NG, et al. The emerging role of stereotactic ablative radiotherapy for primary renal cell carcinoma: A systematic review and meta-analysis. Eur Urol Focus, 2019, 5 (6): 958-969.

[17] KWON T, SONG C, HONG JH, et al. Reassessment of renal cell carcinoma lymph node staging: Analysis of patterns of progression. Urology, 2011, 77 (2): 373-378.

[18] CAPITANIO U, SUARDI N, MATLOOB R, et al. Extent of lymph node dissection at nephrectomy affects cancer-specific survival and metastatic progression in specific sub-categories of patients with renal cell carcinoma (RCC). BJU Int, 2014, 114 (2): 210-215.

[19] BLUTE ML, LEIBOVICH BC, LOHSE CM, et al. The Mayo Clinic experience with surgical man-agement, complications and outcome for patients with renal cell carcinoma and venous tumour thrombus. BJU Int, 2004, 94 (1): 33-41.

[20] HAFERKAMP A, BASTIAN PJ, JAKOBI H, et al. Renal cell carcinoma with tumor thrombus extension into the vena cava: Prospective long-term followup. J Urol, 2007, 177 (5): 1703-1708.

[21] KIRKALI Z, VAN POPPEL H. A critical analysis of surgery for kidney cancer with vena cava invasion. Eur Urol, 2007, 52 (3): 658-662.

[22] WANG B, HUANG Q, LIU K, et al. Robot-assisted level III-IV inferior vena cava thrombectomy: Initial series with step-by-step procedures and 1-yr outcomes. Eur Urol, 2020, 78 (1): 77-86.

[23] BEKEMA HJ, MACLENNAN S, IMAMURA M, et al. Systematic review of adrenalectomy and lymph node dissec-

外科治疗

tion in locally advanced renal cell carcinoma. Eur Urol, 2013, 64 (5): 799-810.

[24] LANE BR, TIONG HY, CAMPBELL SC, et al. Management of the adrenal gland during partial nephrectomy. J Urol, 2009, 181 (6): 2430-2436.

[25] MAXWELL NJ, SALEEM AMER N, ROGERS E, et al. Renal artery embolisation in the palliative treatment of renal carcinoma. Br J Radiol, 2007, 80 (950): 96-102.

[26] MÉJEAN A, RAVAUD A, THEZENAS S, et al. Sunitinib alone or after nephrectomy in metastatic renal-cell carcinoma. N Engl J Med, 2018, 379 (5): 417-427.

[27] HANNA N, SUN M, MEYER CP, et al. Survival analyses of patients with metastatic renal cancer treated with targeted therapy with or without cytoreductive nephrectomy: A national cancer data base study. J Clin Oncol, 2016, 34 (27): 3267-3275.

[28] BEX A, MULDERS P, JEWETT M, et al. Comparison of immediate vs deferred cytoreductive nephrectomy in patients with synchronous metastatic renal cell carcinoma receiving sunitinib: The SURTIME Randomized Clinical Trial. JAMA Oncol, 2019, 5 (2): 164-170.

[29] DABESTANI S, MARCONI L, HOFMANN F, et al. Local treatments for metastases of renal cell carcinoma: A systematic review. Lancet Oncol, 2014, 15 (12): e549-e561.

[30] KAVOLIUS JP, MASTORAKOS DP, PAVLOVICH C, et al. Resection of metastatic renal cell carcinoma. J Clin Oncol, 1998, 16 (6): 2261-2266.

[31] HE L, LIU Y, HAN H, et al. Survival outcomes after adding stereotactic body radiotherapy to metastatic renal cell carcinoma patients treated with tyrosine kinase inhibitors. Am J Clin Oncol, 2020, 43 (1): 58-63.

[32] MIRELS H. Metastatic disease in long bones: A proposed scoring system for diagnosing impending pathologic fractures. Clin Orthop Relat Res, 1989 (249): 256-264.

[33] FISHER CG, DIPAOLA CP, RYKEN TC, et al. A novel classification system for spinal instability in neoplastic

外科治疗

disease: An evidence-based approach and expert consensus from the Spine Oncology Study Group. Spine (Phila Pa 1976), 2010, 35 (22): E1221-E1229.

[34] FRANKEL HL, HANCOCK DO, HYSLOP G, et al. The value of postural reduction in the initial management of closed injuries of the spine with paraplegia and tetraplegia. I. Paraplegia, 1969, 7 (3): 179-192.

[35] 肾癌骨转移专家共识编写组. 肾癌骨转移专家共识 (2020 版). 中华肿瘤杂志, 2020, 42 (7): 537-542.

[36] GRÜNWALD V, EBERHARDT B, BEX A, et al. An interdisciplinary consensus on the management of bone metastases from renal cell carcinoma. Nat Rev Urol, 2018, 15 (8): 511-521.

外科治疗

5　内科治疗

5.1　透明细胞肾细胞癌术后辅助内科治疗

术后复发危险分层 a	Ⅰ级推荐	Ⅱ级推荐	Ⅲ级推荐
低危	观察（1类）		
中 / 高危	临床研究 b 密切观察（2A 类）	帕博利珠单抗（1 类）c	

【注释】

a　此危险分层基于 UISS 分级系统（详见 3.1 肾癌 UISS 预后分级系统）。

b　随机对照临床研究结果显示术后辅助细胞因子治疗、放疗和化疗均不能降低患者复发率和转移率。自 2006 年以来，先后开展了 ASSURE 研究（舒尼替尼 vs. 索拉非尼 vs. 安慰剂）、PROTECT 研究（培唑帕尼 vs. 安慰剂）、ATLAS 研究（阿昔替尼 vs. 安慰剂）等大型Ⅲ期前瞻性临床研究，结果均未发现靶向治疗可以改善无病生存时间（DFS）和 OS[1-3]。尽管舒尼替尼用于中高危肾癌术后辅助治疗的 S-TRAC 研究显示舒尼替尼组的 DFS 较安慰剂具有显著性差异（6.8 年 vs. 5.6 年，P=0.03），美国食品药品监督管理局（FDA）基于该项临床研究批准舒尼替尼作为中高危肾癌术后的辅助治疗，但根据研究者的评估结果差异无统计学意义，且总生存未见改善[4-5]。近些年，对于术后中高危肾癌，辅助 PD-1/L1 单抗治疗开展了多项临床研究，KEYNOTE-564 研究显示中高危肾癌术后接受帕博利珠单抗辅助治疗与安慰剂对照组比较可以显著改善无复发生存时间，但总生存数据尚不成熟[6]，综合以上结果，CSCO 肾癌专家委员会推荐将观察作为肾癌术后患者的Ⅰ级推荐，对于中高危人群首选参加临床研究。

c 适用于 TNM 分期为 T_2 合并分级为 4 级或肉瘤成分、任意分级的 T_3 或 T_4、任意 T 分期合并淋巴结转移，以及 M_1 无瘤状态（NED）的肾癌术后患者。此数据主要来源于 KEYNOTE-564 研究，此研究为帕博利珠单抗与安慰剂对照用于中高危透明细胞肾细胞癌术后辅助治疗的随机对照Ⅲ期临床研究，主要入组人群：TNM 分期为 T_2 合并分级为 4 级或肉瘤成分、任意分级的 T_3 或 T_4、任意 T 分期合并淋巴结转移，以及 M_1 无瘤状态（NED）的肾癌术后患者，治疗组接受帕博利珠单抗辅助治疗一年，结果显示两组获得的一年 DFS 率分别为 85.7% 和 76.2%、两年 DFS 率分别为 78.3% 和 67.3%，差异具有统计学意义（HR=0.63，P<0.000 1）；但总生存数据尚不成熟[6]。亚组分析显示年龄<65 岁、ECOG 评分为 0 分、PD-L1 CPS 评分 ≥1 分以及转移灶切除术后无瘤的患者更加获益，安全性数据分析显示：免疫治疗组治疗相关的不良事件发生率为 79.1%，3~4 级不良反应发生率为 18.9%，显著高于安慰剂对照。

5.2 转移性肾癌的内科治疗

转移性肾癌的内科药物治疗取得了快速发展，这些药物从作用机制方面主要分为抗 VEGF/VEGFR 途径（代表药物：索拉非尼、舒尼替尼、培唑帕尼、阿昔替尼、贝伐珠单抗、卡博替尼、仑伐替尼、替沃扎尼、伏罗非布）、抑制 mTOR 途径（代表药物：依维莫司和替西罗莫司）和免疫检查点抑制剂（代表药物：纳武利尤单抗、伊匹木单抗、帕博利珠单抗、阿维鲁单抗）。目前，我国国家药品监督管理局已经批准索拉非尼、舒尼替尼、培唑帕尼、依维莫司、阿昔替尼和伏罗尼布联合依维莫司用于转移性肾癌的治疗。

5.2.1 转移性或不可切除性透明细胞肾细胞癌的一线治疗策略（低危）

Ⅰ级推荐	Ⅱ级推荐	Ⅲ级推荐
舒尼替尼（1A 类）	密切监测（2B 类）[a]	卡博替尼 + 纳武利尤单抗（1A 类）[b]
培唑帕尼（1A 类）	阿昔替尼（2A 类）	阿昔替尼 + 阿维鲁单抗（1A 类）[b]
索拉非尼（2A 类）	阿昔替尼 + 帕博利珠单抗（1A 类）[b]	
	仑伐替尼 + 帕博利珠单抗（1A 类）[b]	

【注释】

a 透明细胞肾细胞癌术后出现转移，对于转移灶瘤负荷较低且无症状的患者，可考虑每 2~3 个月进行密切复查监测（肝转移及脑转移除外）[7]。

b 仑伐替尼、纳武利尤单抗、帕博利珠单抗国内已上市，但未批准用于晚期肾癌的治疗；卡博替尼、阿维鲁单抗尚未于国内上市批准用于晚期肾癌的治疗。

5.2.2 转移性或不可切除性透明细胞肾细胞癌的一线治疗策略（中危）

Ⅰ级推荐	Ⅱ级推荐	Ⅲ级推荐
舒尼替尼（1A 类）	阿昔替尼（2A 类）	安罗替尼
培唑帕尼（1A 类）	索拉非尼（2A 类）	
阿昔替尼 + 帕博利珠单抗（1A 类）	阿昔替尼 + 特瑞普利单抗（1A 类）	
仑伐替尼 + 帕博利珠单抗（1A 类）	阿昔替尼 + 阿维鲁单抗（1A 类）	
	卡博替尼 + 纳武利尤单抗（1A 类）	
	纳武利尤单抗 + 伊匹木单抗（1A 类）	
	卡博替尼（2A 类）	

【注释】
  a 仑伐替尼、安罗替尼、纳武利尤单抗、帕博利珠单抗、伊匹木单抗、特瑞普利单抗国内已上市，但未批准用于晚期肾癌的治疗；卡博替尼、阿维鲁单抗尚未于国内上市批准用于晚期肾癌的治疗。

5.2.3 转移性或不可切除性透明细胞肾细胞癌的一线治疗策略（高危）

Ⅰ级推荐	Ⅱ级推荐	Ⅲ级推荐
阿昔替尼 + 帕博利珠单抗（1A 类） 仑伐替尼 + 帕博利珠单抗（1A 类） 舒尼替尼（1A 类） 培唑帕尼（1A 类）	阿昔替尼 + 特瑞普利单抗（1A 类） 卡博替尼 + 纳武利尤单抗（1A 类） 阿昔替尼 + 阿维鲁单抗（1A 类） 纳武利尤单抗 + 伊匹木单抗（1A 类） 卡博替尼（2A 类）	安罗替尼 索拉非尼

【注释】

a 仑伐替尼、安罗替尼、纳武利尤单抗、帕博利珠单抗、伊匹木单抗、特瑞普利单抗国内已上市，但未批准用于晚期肾癌的治疗；卡博替尼、阿维鲁单抗尚未于国内上市批准用于晚期肾癌的治疗。

转移性肾透明细胞癌的一线治疗策略解析：

转移性肾癌根据 MSKCC 或 IMDC 预后模型分为低危、中危、高危，相应人群具有不同的生物学特点。越来越多的证据显示，需要进行分层治疗，低危人群更适合靶向治疗，而中高危人群治疗难度大，可能需要联合免疫治疗。

（1）靶向治疗

1）舒尼替尼

舒尼替尼（sunitinib）用于晚期肾癌一线治疗的数据主要基于一项舒尼替尼与干扰素对照用于晚期肾癌的随机对照Ⅲ期临床研究，证实舒尼替尼客观缓解率为31%，较干扰素显著延长无疾病进展时间，达到11.0个月，中位OS为26.4个月[8-9]。这项研究开展的基于IMDC分层亚组分析显示低危、中危、高危的PFS分别为14.1、10.7、2.4个月，客观有效率分别为53%、33.7%及11.8%。纳武利尤单抗联合伊匹木单抗与舒尼替尼对照用于晚期肾癌一线治疗的Checkmate214研究5年随访结果显示IMDC预后为低危人群接受舒尼替尼治疗获得的客观有效率为52%，中位PFS为28.9个月，中高危人群的中位PFS为8.3个月[10]。

舒尼替尼一线治疗中国转移性肾细胞癌患者的多中心Ⅳ期临床研究结果显示客观有效率为31.1%，中位PFS为14.2个月，中位OS为30.7个月[11]。

［推荐用法］舒尼替尼50mg，每日1次，口服连续4周给药，休息2周，每6周为一个周期；或舒尼替尼50mg，每日1次，口服连续2周给药，休息1周，每3周为一个周期。

2）培唑帕尼

培唑帕尼（pazopanib）治疗转移性肾癌的临床数据来源于其国际多中心Ⅲ期临床研究，结果显示培唑帕尼的中位PFS为11.1个月，客观缓解率为30%，亚组分析显示MSKCC预后低危及中危组获益显著[12]。另外一项培唑帕尼与舒尼替尼对照用于转移性肾癌一线治疗的国际多中心Ⅲ期临床研究（COMPARZ研究），结果显示培唑帕尼与舒尼替尼的中位PFS分别为8.4个月与9.5个月，统计学达到非劣效，次要研究终点方面：ORR分别为31%与25%，中位OS分别为28.4个月与29.3个月，生活质量评分培唑帕尼优于舒尼替尼[13]。COMPARZ 研究中共入组 209 例中国患者，培唑帕尼组和舒尼替尼组中位 PFS 相似（8.3 个月 vs. 8.3 个月），研究者评估的中位 PFS 为 13.9 个月与 14.3 个月，OS 差异无统计学意义（未达到 vs. 29.5 个月）[14]。

一项西班牙开展的晚期肾癌一线接受培唑帕尼治疗的回顾性研究（SPAZO 研究）进行了基于 IMDC 分层分析，低危、中危以及高危人群的客观有效率分别为 44%、30%、17.3%，中位 PFS 分别为 32 个月、11 个月和 4 个月，2 年 OS 率分别为 81.6%、48.7% 和 18.8%[15]。

［推荐用法］培唑帕尼 800mg，每日 1 次，空腹口服。

3）索拉非尼

一项将索拉非尼（sorafenib）作为对照用于转移性肾癌一线治疗的国际多中心Ⅲ期临床试验（TIVO-1 研究）显示，索拉非尼一线治疗晚期肾癌的客观有效率为 24%，中位 PFS 时间为 9.1 个月，基于 MSKCC 分层低危、中危、高危人群的中位 PFS 分别为 10.8 个月、7.4 个月以及 10.9 个月，中位 OS 为 29.3 个月[16]。另外一项将索拉非尼作为对照用于转移性肾癌一线治疗的Ⅲ期临床试验显示，索拉非尼一线治疗的客观有效率为 15%，中位 PFS 时间为 6.5 个月[17]。

国内索拉非尼的注册临床研究为一项来自研究者发起的多中心临床研究（IIT 研究），共纳入 62 例患者，结果显示客观有效率为 19.4%，疾病控制率为 77.4%，中位 PFS 为 9.6 个月[18]。国内一项多中心回顾性研究对 845 例晚期肾癌患者一线索拉非尼或舒尼替尼治疗后的生存和预后因素分析，结果显示索拉非尼组的中位 PFS 为 11.1 个月，中位 OS 为 24 个月[19]。

［推荐用法］索拉非尼 400mg，每日 2 次，口服。

4）阿昔替尼

阿昔替尼（axitinib）与索拉非尼对照用于晚期肾癌一线治疗的Ⅲ期临床研究结果显示，阿昔替尼一线治疗的中位 PFS 为 10.1 个月，与索拉非尼对照组比较未达到研究设定的统计学差异，其他疗效方面：客观有效率为 32%，中位 OS 为 21.7 个月[17, 20]。而以中国患者为主的亚洲人群的亚组分析显示，中位 PFS 为 10.1 个月，客观有效率为 35.4%，中位生存时间为 31.5 个月[21]。

［推荐用法］阿昔替尼 5mg，每日 2 次，口服，2 周后如能耐受，可进行剂量增量，7mg，每日 2 次，最大剂量可为 10mg，每日 2 次。

5）卡博替尼

卡博替尼一项Ⅱ期多中心随机研究（CABOSUN）比较了卡博替尼和舒尼替尼一线治疗中危或高危肾透明细胞癌患者的疗效。结果显示卡博替尼组 PFS 显著优于舒尼替尼治疗组，卡博替尼组获得的中位 PFS 为 8.2 个月，IMDC 中危与高危人群的中位 PFS 分别为 8.3 个月与 6.1 个月，全组的客观有效率为 46%，中位 OS 为 30.3 个月[22]。

［推荐用法］卡博替尼 60mg，每日 1 次口服。

6）安罗替尼

一项安罗替尼（anlotinib）与舒尼替尼对照用于晚期肾癌一线治疗的Ⅱ期临床研究，其中 91% 入组患者 MSKCC 预后为中高危，结果显示，安罗替尼组和舒尼替尼组的中位 PFS 为 17.5 个月 vs. 16.6 个月（HR=0.89，P>0.5）。延长随访时间，两组的中位 OS 分别为 30.9 个月和 30.5 个月（P>0.5），ORR 分别为 30.3% 和 27.9%[23]。

［推荐用法］安罗替尼 12mg，每日 1 次，口服，连续服药 2 周，停药 1 周，即 3 周为一个疗程。

（2）免疫与靶向联合治疗

1）纳武利尤单抗联合伊匹木单抗

一项纳武利尤单抗联合伊匹木单抗与舒尼替尼对照用于晚期肾癌的随机对照Ⅲ期临床研究（Checkmate214），主要研究人群为 IMDC 预后为中高危的患者，占全部人群 77%。结果显示主要研究人群中联合治疗组较舒尼替尼组显著改善了总生存时间、无进展生存时间及客观有效率。5 年随访数据显示中高危患者联合免疫治疗组与舒尼替尼治疗组中位 OS 分别为 47.0 个月与 26.6 个月，客观有效率分别为 42.1% 和 26.3%，中位 PFS 分别为 11.6 个月与 8.3 个月；而研究纳入的低危人群联合免疫治疗组与舒尼替尼治疗组客观有效率分别为 30% 与 52%，中位 PFS 分别为 12.4 个月与 28.9 个月，中位 OS 分别为 74.1 与 68.4 个月[10, 24]。

［推荐用法］纳武利尤单抗 3mg/kg + 伊匹木单抗 1mg/kg，每 3 周 1 次，共 4 次，其后纳武利尤单抗 3mg/kg，每 2 周 1 次。

2）仑伐替尼联合帕博利珠单抗

一项仑伐替尼联合帕博利珠单抗或依维莫司以及舒尼替尼单药的随机对照Ⅲ期临床研究（CLEAR 研究）比较了帕博利珠单抗 + 仑伐替尼，或仑伐替尼 + 依维莫司与舒尼替尼单药一线治疗晚期肾癌的疗效[25]。结果显示，帕博利珠单抗 + 仑伐替尼组的中位 PFS 达到了 23.9 个月，而仑伐替尼 + 依维莫司以及舒尼替尼单药组的中位 PFS 分别为 14.7 个月和 9.2 个月；三组的客观缓解率分别为 71.0%、53.5% 和 36.1%。PFS 的亚组分析显示：与舒尼替尼治疗相比，IMDC 危险分组为低危、中危和高危的患者均能从仑伐替尼 + 帕博利珠单抗的治疗中获益。

2023 年 ASCO 会议公布了该研究的 4 年随访结果，结果显示仑伐替尼联合帕博利珠单抗治疗组的中位生存时间达到 53.7 个月，舒尼替尼治疗组的中位生存时间达到 54.3 个月，基于 IMDC 危险分层分析，无进展生存方面，中高危人群联合治疗组与对照组的中位 PFS 分别为 22.1 个月与 5.9 个月，而低危人群中位 PFS 分别为 28.6 个月与 12.9 个月，无论是低危、中危、高危人群，仑伐替尼联合帕博利珠单抗治疗组较舒尼替尼对照组均具有显著获益。总生存方面，低危人群联合治疗组与对照组中位 OS 分别为未达到与 59.9 个月，中危人群联合治疗组与对照组中位 OS 分别为 47.9 与 44.4 个月，差异均无显著统计学意义，而高危人群联合治疗组与对照组中位 OS 分别为 37.2 个月与 10.4 个月，差异有显著的统计学意义[26]。

安全性方面：仑伐替尼联合帕博利珠单抗组的 ≥ 3 级不良事件发生率达到 82.4%，包括高血压、腹泻、脂肪酶升高和高甘油三酯血症等；因各级不良事件导致帕博利珠单抗和 / 或仑伐替尼治疗终止的患者比例达到 37.2%，导致仑伐替尼剂量减量的患者比例达到 68.8%；患者仑伐替尼的中位相对剂量强度为 69.6%。

［推荐用法］该联合方案的标准剂量：帕博利珠单抗 200mg，每 3 周一次＋仑伐替尼 20mg，每日一次。CSCO 肾癌专家委员会建议仑伐替尼可以根据耐受情况决定起始剂量，推荐 12mg 起始，并酌情进行仑伐替尼的剂量调整。

3）阿昔替尼联合帕博利珠单抗

一项阿昔替尼联合帕博利珠单抗与舒尼替尼对照用于晚期肾癌一线治疗的随机对照Ⅲ期临床研究（Keynote 426 研究）对比了帕博利珠单抗＋阿昔替尼和舒尼替尼一线治疗晚期透明细胞肾细胞癌。结果显示，联合组的中位 PFS 达到 15.1 个月，客观有效率达到 59.3%，1 年生存率达到 89.9%，均显著优于对照舒尼替尼治疗组[27]。

2023 年 ASCO 会议报告了该研究 5 年随访结果，阿昔替尼联合帕博利珠单抗治疗组的中位生存时间达到 47.2 个月，舒尼替尼治疗组达到 40.8 个月，5 年 OS 率分别为 41.9% 和 37.1%；相对于舒尼替尼治疗组，阿昔替尼联合帕博利珠单抗治疗具有生存获益。基于 IMDC 危险分层分析，中高危患者联合治疗组具有显著的 OS 获益以及 PFS 获益，靶免联合治疗组中位 OS 分别为 42.2 与 29.3 个月，中位 PFS 为 13.8 与 8.3 个月，客观有效率分别为 56.8% 与 34.9%，而低危患者中，靶免联合治疗组中位 OS 分别为 60.3 与 62.4 个月，中位 PFS 为 20.7 与 17.9 个月，客观有效率分别为 68.8% 与 50.4%，无论是 OS，还是 PFS，联合免疫治疗组未能获得显著性差异[28]。

［推荐用法］帕博利珠单抗 200mg，每 3 周 1 次 + 阿昔替尼 5mg，每日 2 次。

CheckMate 9ER 研究是一项卡博替尼联合纳武利尤单抗与舒尼替尼对照用于晚期肾癌一线治疗的随机 III 期对照 PFS 研究[29]。结果显示，卡博替尼联合纳武利尤单抗组的中位 PFS 为 16.6 个月，舒尼替尼组为 8.3 个月，差异显著（$P<0.001$）；两组的 12 个月生存率分别为 85.7% 和 75.6%（$P = 0.001$），客观缓解率分别为 55.7% 和 27.1%（$P<0.001$）。

2023 年 ASCO-GU 会议期间公布了 3 年随访结果：客观有效率分别为 55.7% 与 28.4%，其中完全缓解率分别为 12.4% 与 5.2%，中位 PFS 分别为 16.4 与 8.4 个月，中位生存时间分别为 49.5 与 35.5 个月。基于 IMDC 危险分层分析，IMDC 低危人群中，卡博替尼联合纳武利尤单抗与舒尼替尼治疗患者的中位 PFS 分别为 21.4 与 13.9 个月，中位 OS 分别为未达到与 47.6 个月；无论 PFS 还是 OS，卡博替尼联合纳武利尤单抗均没有显著获益；IMDC 中危人群中，卡博替尼联合纳武利尤单抗与舒尼替尼治疗患者的中位 PFS 分别为 16.6 与 8.7 个月，中位 OS 分别为 49.5 与 36.2 个月；IMDC 高危人群中，卡博替尼联合纳武利尤单抗与舒尼替尼治疗患者的中位 PFS 分别为 9.9 与 4.2 个月，中位 OS 分别为

34.8 与 10.5 个月，无论是 PFS，还是 OS，中危与高危人群卡博替尼联合纳武利尤单抗均具有统计学显著获益[30]。

［推荐用法］纳武利尤单抗 240mg 每 2 周 1 次 + 卡博替尼 40mg 每日 1 次口服。

4）阿昔替尼联合阿维鲁单抗

一项阿昔替尼联合阿维鲁单抗与舒尼替尼对照用于晚期肾癌一线治疗的随机对照Ⅲ期临床研究（JAVELIN Renal 101），主要研究人群为 PD-L1 阳性患者，结果显示联合组的 PFS 较舒尼替尼组延长（13.8 个月 vs. 7.2 个月，$P<0.001$）；客观有效率分别为 55% 与 26%[31]。

2023 年发布的该研究最新随访数据显示两组中位生存时间分别为未达到与 37.8 个月，中位 PFS 分别为 13.9 与 8.5 个月。基于 IMDC 危险分层分析，IMDC 低危人群中，阿昔替尼联合阿维鲁单抗与舒尼替尼治疗患者的中位 PFS 分别为 20.7 与 13.8 个月，中位 OS 均未达到；无论 PFS 还是 OS，阿昔替尼联合阿维鲁单抗均没有显著统计学获益；IMDC 中危人群中，阿昔替尼联合阿维鲁单抗与舒尼替尼治疗患者的中位 PFS 分别为 12.9 与 8.4 个月，中位 OS 分别为 42.2 与 37.8 个月，仅仅在 PFS 方面阿昔替尼联合阿维鲁单抗具有统计学显著获益；IMDC 高危人群中，阿昔替尼联合阿维鲁单抗与舒尼替尼治疗患者的中位 PFS 分别为 8.7 与 4.2 个月，中位 OS 分别为 21.3 与 11.0 个月，无论是 PFS，还是 OS，阿昔替尼联合阿维鲁单抗均具有统计学显著获益[32]。

［推荐用法］阿维鲁单抗 10mg/kg，每 2 周 1 次 + 阿昔替尼 5mg，每日 2 次。

5）阿昔替尼联合特瑞普利单抗

一项阿昔替尼联合特瑞普利单抗与舒尼替尼对照用于晚期肾癌中高危人群的随机对照Ⅲ期临床研究（RENOTORCH），共入组 421 例中高危患者，随机接受阿昔替尼联合特瑞普利单抗或舒尼替尼靶向治疗。主要研究终点为 PFS，2023 年度 ESMO 会议报道其结果显示阿昔替尼联合特瑞普利单抗中位 PFS 达到 18.0 个月，显著优于舒尼替尼对照组（9.8 个月）；次要研究终点，两组客观有效率分别为 56.7% 与 30.8%，中位生存时间为未达到与 26.8 个月，差异有统计学意义。

［推荐用法］特瑞普利单抗 240mg 每 3 周一次 + 阿昔替尼 5mg，每日 2 次。

5.2.4 转移性或不可切除性透明细胞肾细胞癌的二线治疗策略 a

治疗分层	Ⅰ级推荐	Ⅱ级推荐	Ⅲ级推荐
TKI 失败	伏罗尼布 + 依维莫司（1A 类） 阿昔替尼（1B 类） 纳武利尤单抗（1B 类） 依维莫司（1B 类）	仑伐替尼 + 依维莫司（2A 类） 阿昔替尼 + 帕博利珠单抗（2B 类） 仑伐替尼 + 帕博利珠单抗（2B 类） 卡博替尼（1A 类） 帕博利珠单抗（2B 类）	纳武利尤单抗 + 伊匹木单抗（2B 类） 舒尼替尼（2A 类） 培唑帕尼（2A 类） 索拉非尼（2A 类）
免疫联合治疗失败	临床研究	舒尼替尼（2B 类） 培唑帕尼（2B 类） 伏罗尼布 + 依维莫司 仑伐替尼 + 依维莫司 卡博替尼（2A 类）	索拉非尼 依维莫司 仑伐替尼 + 帕博利珠单抗 （2A 类）

【注释】

a CSCO 肾癌专家委员会一致推荐在任何情况首选参加临床研究。

转移性透明细胞肾细胞癌的二线治疗策略解析:

（1）靶向治疗

1）阿昔替尼

阿昔替尼用于晚期肾癌一线治疗失败后的临床数据主要基于一项与索拉非尼比较治疗细胞因子或 TKI 制剂治疗后进展的转移性肾癌的随机对照多中心国际 III 期临床试验（AXIS 研究），结果显示阿昔替尼治疗能显著延长中位 PFS，达 6.7 个月，客观有效率为 19%，中位 OS 分别为 20.1 个月。分层分析显示既往一线接受舒尼替尼治疗的患者，阿昔替尼治疗组较索拉非尼对照组显著延长了中位 PFS，分别为 4.8 个月与 3.4 个月[33-34]。一项亚洲转移性肾癌患者二线接受阿昔替尼治疗的注册临床研究，其中大部分为中国患者，其设计与 AXIS 研究类似，结果显示阿昔替尼中位 PFS 为 6.5 个月，客观有效率为 23.7%。亚组分析显示既往接受舒尼替尼治疗患者二线接受阿昔替尼的中位 PFS 为 4.7 个月[35]。

［推荐用法］阿昔替尼 5mg，每日 2 次，口服，2 周后如能耐受，可进行剂量增量，7mg，每日 2 次，最大剂量可为 10mg，每日 2 次。

2）卡博替尼

卡博替尼与依维莫司随机对照用于 TKI 制剂治疗失败后晚期肾癌治疗的 III 期随机对照多中心研究（METEOR 研究），共入组 628 例既往接受过一线或一线以上抗血管靶向治疗的晚期肾细胞癌患者。2015年9月底公布的临床研究结果显示：与依维莫司对照，卡博替尼能显著改善TKI治疗失败后晚期肾癌的PFS，达到7.4个月，客观有效率21%，并获得生存延长趋势[36]。2016年6月公布了METEOR研究的最终结果，显示卡博替尼与依维莫司治疗组获得的中位OS分别为21.4个月与16.5个月，ORR分别为17%和3%，差异均有统计学意义[37]。

另外一项卡博替尼联合阿替利珠单抗与卡博替尼单药对照用于既往免疫治疗失败后的随机对照Ⅲ期临床研究（CONTACT-03）中，单药卡博替尼治疗的客观有效率达到40.9%，中位PFS为10.8个月，中位OS尚未成熟，这是目前唯一公布的用于既往免疫治疗失败后接受靶向药物治疗的Ⅲ期临床试验数据[38]。

［推荐用法］卡博替尼60mg，一日1次，口服。

3）仑伐替尼联合依维莫司

仑伐替尼（lenvatinib）为一新型酪氨酸激酶抑制剂，主要靶点为VEGFR1~VEGFR3、成纤维细胞生长因子受体1~4（FGFR1~FGFR4）、PDGFR-α、RET以及KIT。一项仑伐替尼联合依维莫司治疗与单药仑伐替尼、单药依维莫司对照治疗既往抗VEGF治疗进展后转移性肾癌的Ⅱ期临床研究，结果显示联合治疗组中位PFS达到14.6个月，中位OS为25.5个月，显著优于对照组，为晚期肾癌二线治疗提供了新的选择[39]。

［推荐用法］仑伐替尼18mg，每日1次，依维莫司5mg，每日1次。

4）伏罗尼布联合依维莫司

伏罗尼布是一个新型的TKI类药物，对于VEGFR2、PDGFR-β、RET和c-KIT有较强的抑制活性。伏罗尼布联合依维莫司对比伏罗尼布单药或者依维莫司单药治疗既往TKI类药物失败晚期肾癌的随机对照Ⅲ期临床研究（CONCEPT 研究）表明，伏罗尼布 + 依维莫司、伏罗尼布单药、依维莫司单药 3 个组的 ORR 分别为 24.8%、10.5% 和 8.3%；中位 PFS 分别为 10.0 个月、6.4 个月和 6.4 个月，而中位 OS 为 30.4 个月、30.5 个月和 25.4 个月[40]。

［推荐用法］伏罗尼布 200mg 一日 1 次，口服，依维莫司 5mg 一日 1 次，口服。

5）依维莫司

依维莫司用于转移性肾癌的临床数据主要来自一项国际性多中心随机对照Ⅲ期临床研究（RECORD-1），研究设计将依维莫司与安慰剂对照用于治疗先前接受靶向药物治疗失败的转移性肾癌，结果显示依维莫司较安慰剂对照组显著延长中位 PFS，达 4.9 个月，临床获益率为 64%，中位 OS 为 14.8 个月。其中一线使用索拉非尼或舒尼替尼治疗失败的患者，二线接受依维莫司治疗的中位 PFS 时间为 5.4 个月，疾病进展风险降低 69%[41]。一项国内患者接受依维莫司治疗的多中心注册临床研究（L2101 研究），证实了依维莫司作为 TKI 治疗失败后二线靶向治疗的疗效及安全性，疾病控制率 61%，中位 PFS 为 6.9 个月，临床获益率为 66%，1 年生存率为 56%，1 年 PFS 率为 36%[42]。

［推荐用法］依维莫司 10mg，每日 1 次，口服。

6）其他 TKI 类药物

两项前瞻性二线靶向治疗临床研究（INTORSECT 研究、AXIS 研究），对照组均为索拉非尼，其中 INTORSECT 研究入组患者均为舒尼替尼治疗失败的患者，二线索拉非尼的中位 PFS 为 3.9 个月，中位 OS 为 16.6 个月[43]。而 AXIS 研究中，二线索拉非尼治疗的中位 PFS 为 4.7 个月，中位 OS 为 19.2 个月，而其中既往舒尼替尼治疗失败患者获得的中位 PFS 为 3.4 个月。

舒尼替尼作为二线靶向治疗方面，SWITCH 研究结果显示索拉非尼进展后序贯舒尼替尼的中位

PFS 为 5.4 个月[44]。

一项 II 期临床研究显示，培唑帕尼治疗既往一线接受舒尼替尼或贝伐珠单抗治疗失败的转移性透明细胞肾细胞癌患者，结果显示客观有效率为 27%，中位 PFS 为 7.5 个月，24 个月的生存率为 43%[45]。

（2）免疫治疗

1）纳武利尤单抗

一项纳武利尤单抗与依维莫司对照治疗既往抗血管治疗失败的晚期肾癌的一项 III 期临床研究（CheckMate025 研究），该临床研究共入组 821 例晚期肾癌患者，既往接受过一线或二线抗血管生成治疗，随机接受纳武利尤单抗或依维莫司治疗，主要研究终点为 OS。2015 年 9 月底公布了该临床研究的最终结果，显示两组的中位 OS 分别为 25.0 个月与 19.6 个月，纳武利尤单抗治疗显著改善了 OS，而次要研究终点方面，ORR 分别为 25% 与 5%，中位 PFS 分别为 4.6 个月与 4.4 个月[46]。

［推荐用法］纳武利尤单抗 3mg/kg，每 2 周一次，静脉输注。

2）仑伐替尼联合帕博利珠单抗

一项仑伐替尼联合帕博利珠单抗用于晚期肾癌常规治疗失败后的 II 期临床研究（Keynote146 研究），共入组了 145 例患者，这些受试者既往接受过一线或二线治疗，其中 72% 的患者接受过纳武利尤单抗联合伊匹木单抗或 PD-1 单抗联合抗血管靶向药物的治疗，入组后接受仑伐替尼 20mg，每日一次 + 帕博利珠单抗 200mg，每 3 周一次治疗，对于既往接受过免疫治疗的患者，客观有效率达到 55.8%，中位 PFS 为 12.2 个月，疗效持续时间达到 10.6 个月[47]。

［推荐用法］帕博利珠单抗 200mg，每 3 周一次，仑伐替尼 20mg，每日一次。CSCO 肾癌专家委员会建议仑伐替尼可以根据耐受情况决定起始剂量，推荐 12mg 起始，并酌情进行仑伐替尼的剂量调整。

5.2.5 转移性或不可切除性透明细胞型肾细胞癌的三线治疗策略[a]

治疗分层	Ⅰ级推荐	Ⅱ级推荐	Ⅲ级推荐
既往一、二线均为TKI失败	临床研究	帕博利珠单抗+阿昔替尼（2B类） 仑伐替尼+帕博利珠单抗（2B类） 纳武利尤单抗+伊匹木单抗 卡博替尼（2A类） 纳武利尤单抗（2A类） 帕博利珠单抗（2B类）	仑伐替尼+依维莫司 伏罗尼布+依维莫司 依维莫司（2B类）
既往靶向与免疫治疗失败	临床研究	既往未使用过的TKI制剂（2B类）	仑伐替尼+依维莫司 伏罗尼布+依维莫司 依维莫司 卡博替尼

【注释】

a 对于晚期肾癌的三线治疗，尚缺乏针对三线治疗的循证医学证据，CSCO肾癌专家委员会一致推荐在任何情况首选参加临床研究。

内科治疗

转移性透明细胞肾细胞癌的三线治疗策略解析：

（1）靶向治疗

卡博替尼与依维莫司对照用于治疗晚期肾癌的Ⅲ期临床研究，同样纳入了既往接受过二线治疗的人群，卡博替尼治疗组中这些三线人群比例为 27%~29%，因此对于三线治疗患者，卡博替尼可以作为治疗选择[36-37]。

既往多韦替尼开展了一项与索拉非尼对照用于转移性肾癌三线治疗的Ⅲ期临床试验（GOLD 研究），入组患者一线舒尼替尼且二线接受依维莫司治疗后进展，结果显示索拉非尼三线治疗的中位 PFS 为 3.6 个月，中位 OS 为 11 个月，这是目前唯一的一项评估多靶点受体酪氨酸激酶用于转移性肾癌的三线靶向治疗的Ⅲ期临床研究[48]。

对于低危或中危的患者，RECORD-1 研究亚组分析既往接受了舒尼替尼及索拉非尼治疗的患者，三线依维莫司治疗获得的中位 PFS 为 3.78 个月，显著优于安慰剂对照[38-40]。

（2）免疫治疗

纳武利尤单抗与依维莫司对照用于晚期肾癌的 CheckMate025 研究中，治疗组中将纳武利尤单抗作为三线治疗患者的比例为 28%，因此对于既往接受过一线、二线靶向治疗失败后的晚期肾癌患者，纳武利尤单抗可以作为治疗选择。

而随着免疫联合靶向治疗的开展，既往未接受过联合免疫治疗，都可将其作为尝试，特别是 Keynote146 研究，也就是仑伐替尼联合帕博利珠单抗用于晚期肾癌常规治疗失败后的Ⅱ期临床研究，入组了三线治疗的患者，这也为三线治疗的使用提供了参考。

5.2.6 转移性或不可切除性非透明细胞肾细胞癌的治疗策略 [a]

病理类型	I 级推荐	II 级推荐	III 级推荐
乳头状肾细胞癌等 [b]	临床研究	舒尼替尼（2A 类） 卡博替尼（2A 类） 依维莫司（2A 类） 帕博利珠单抗（2A 类） 仑伐替尼 + 依维莫司（2A 类） 仑伐替尼 + 帕博利珠单抗 卡博替尼 + 纳武利尤单抗	培唑帕尼 阿昔替尼 索拉非尼 贝伐珠单抗 + 依维莫司 贝伐珠单抗 + 厄洛替尼 阿昔替尼 + 帕博利珠单抗
集合管癌 / 髓样癌	临床研究	吉西他滨 + 顺铂（2B 类） 索拉非尼 + 吉西他滨 + 顺铂 （2B 类）	阿昔替尼 + 帕博利珠单抗 舒尼替尼 培唑帕尼 索拉非尼 阿昔替尼 卡博替尼

【注释】

a　CSCO 肾癌专家委员会一致推荐在任何情况首选参加临床研究。

b　主要是指除外集合管癌 / 髓样癌外其他类型的非透明细胞癌，包括乳头状肾细胞癌、嫌色细胞癌、未分类肾细胞癌等。

转移性或不可切除性非透明细胞肾细胞癌的治疗策略解析：

晚期非透明细胞癌患者由于样本量少，缺乏相应的大宗随机对照临床试验。目前治疗参考透明细胞癌，但疗效不如透明细胞癌。

（1）靶向治疗

依维莫司与舒尼替尼比较用于晚期非透明细胞癌一线靶向治疗的随机对照 II 期临床研究（ASPEN 研究），结果显示舒尼替尼治疗改善了患者的 PFS，中位 PFS 为 8.3 个月，而依维莫司治疗组为 5.6 个月，中位 OS 分别为 31.5 个月与 13.2 个月，差异无统计学意义[49]。

一项卡博替尼、克唑替尼、沃利替尼与舒尼替尼对照用于晚期乳头状肾癌的随机对照 II 期临床研究（SWOG1500 研究），研究入组了 147 例患者，92% 为初治。结果显示卡博替尼、克唑替尼、沃利替尼治疗组与舒尼替尼对照组，客观有效率分别为 18%、0、3%、4%，中位 PFS 分别为 9.2 个月、3.0 个月、2.8 个月、5.6 个月，这项多臂随机试验中，与舒尼替尼相比，只有卡博替尼治疗组显著提高了客观有效率，延长了晚期乳头状肾癌患者的中位 PFS，并且在不同亚型表现出相似的结果[50]。

一项多中心单臂 II 期临床研究评估了仑伐替尼联合依维莫司一线治疗晚期非透明细胞肾细胞癌的

疗效。研究入组了 31 例非透明细胞肾细胞癌患者，包括乳头状肾细胞癌 20 例，嫌色细胞癌 9 例，未分类癌 2 例。结果显示总体客观缓解率为 26%，中位 PFS 达到了 9.2 个月，中位 OS 为 15.6 个月[51]。

2020 年 ASCO 大会上公布了一项厄洛替尼联合贝伐珠单抗治疗遗传性平滑肌瘤病和肾细胞癌（HLRCC）/ 散发性乳头状肾癌的 Ⅱ 期研究，该研究入组 83 例患者，既往应用 VEGF 通路抑制剂不超过两线，总体客观有效率为 54.2%，中位 PFS 为 14.3 个月，IMDC 分层各组均有缓解患者。在散发性乳头状肾癌患者中，客观有效率为 35%，中位 PFS 为 8.8 个月，而在 HLRCC 患者中 ORR 高达 72.1%，中位 PFS 为 21.1 个月，该方案可以为遗传性平滑肌瘤病和肾细胞癌提供选择[52]。

集合管癌是一特殊类型，主要以化疗为主，既往法国一项多中心临床研究显示吉西他滨联合顺铂可以取得 26% 的客观有效率，国内一项索拉非尼与吉西他滨、顺铂联合一线治疗晚期肾集合管的国内多中心 Ⅱ 期临床研究，初步结果显示客观有效率为 30.8%，中位 PFS 为 8.7 个月，中位 OS 为 12.5 个月[53]。2021 年 ASCO 会议报道了一项卡博替尼一线治疗转移性肾集合管癌的 Ⅱ 期临床研究结果。卡博替尼为标准剂量 60mg 每日一次给药。初步结果显示客观缓解率为 35%，中位 PFS 为 6 个月，OS 数据未披露[54]。

（2）免疫治疗

2019 年 ASCO 会议报告了一项帕博利珠单抗一线治疗转移性非透明细胞癌的 Keynote 427 研究，共纳入非透明细胞癌 165 例，其中乳头状肾癌占 71%，嫌色细胞癌占 13%，未分类癌占 16%。68% 为中高危患者。结果显示 ORR 为 24.8%，如根据病理亚型，乳头状肾细胞癌为 25.4%，嫌色细胞癌 9.5%，未分类肾癌 34.6%。全组中位 PFS 为 4.1 个月，1 年生存率为 72%[55]。

2021 年 ASCO 会议报道了一项卡博替尼联合纳武利尤单抗用于初治或既往一线治疗失败的转移

性非透明细胞肾细胞癌的单臂Ⅱ期临床研究结果,其中队列1入组了40例患者,包括了乳头状肾细胞癌、未分型或易位相关肾细胞癌。队列1的客观缓解率达到了47.5%,中位PFS达12.5个月,中位OS为28.0个月[56]。

KEYNOTE-B61研究是一项仑伐替尼联合帕博利珠单抗用于晚期非透明细胞癌一线治疗的,单臂Ⅱ期临床研究,共入组158例晚期非透明细胞癌患者,2023年ASCO公布了最新随访结果,结果显示ORR和DCR分别为49%和82%,且乳头状(49%)、嫌色细胞(28%)、未分类(52%)、Xp11.2易位(67%)等不同组织类型均有不错的ORR。中位PFS和OS分别为17.9个月(95% *CI* 13.5个月~NR)和NR(95% *CI* NR~NR)(数据尚未成熟);1年PFS和OS分别为63%和82%[57]。

5.3 靶向与免疫治疗主要不良反应及其处理原则

5.3.1 靶向药物常见不良反应的处理原则

常见药物相关不良反应 [a]	处理建议 [b]			
	I 度	II 度	III 度	IV 度
高血压	不需处理，监测血压	单药降压治疗	暂停服药，一种或多种降压药物联合，直至该不良事件降至 ≤ 1 级或恢复至基线水平。随后减量重新开始治疗	需紧急处理，停用靶向治疗
手足皮肤反应	对症处理	暂停服药，对症处理，直至不良事件降低至 1 级以下或恢复至基线水平。随后减量重新开始治疗	暂停服药，对症处理，直至该不良事件降至 ≤ 1 级或恢复至基线水平。随后减量重新开始治疗。或终止治疗	

内科治疗

靶向药物常见不良反应的处理原则（续）

常见药物相关不良反应 [a]	处理建议 [b]			
	Ⅰ度	Ⅱ度	Ⅲ度	Ⅳ度
甲状腺功能减退	不需处理	甲状腺素片替代治疗	暂停治疗，对症处理，直至该不良事件降至≤1级或恢复至基线水平。随后减量重新开始治疗	
黏膜炎/口腔炎	对症处理（漱口水、镇痛药及支持疗法），不需要调整剂量及停药	对症处理（漱口水、镇痛药及支持疗法），不需要调整剂量及停药	暂停服药，对症处理，直至该不良事件降至≤1级或恢复至基线水平。随后减量重新开始治疗。或终止治疗	终止治疗，对症处理

靶向药物常见不良反应的处理原则（续）

常见药物相关不良反应 [a]	处理建议 [b]			
	Ⅰ度	Ⅱ度	Ⅲ度	Ⅳ度
间质性肺炎	对症处理，可继续靶向药物治疗，严密监测	暂停治疗，给予皮质激素，对症处理，直至不良事件降低至1级以下或恢复至基线水平。根据呼吸专科意见，是否需要终止治疗	终止治疗，给予皮质激素，对症处理，必要时经验性抗感染治疗，请呼吸科或感染科会诊，不再考虑恢复治疗	终止治疗，给予皮质激素，对症处理，酌情通气治疗，经验性抗感染治疗。请呼吸科或感染科会诊。不再考虑恢复治疗
蛋白尿	密切监测	密切监测，必要时予以暂停药物	暂停服药，对症处理，直至不良事件降低至1级以下或恢复至基线水平。随后减量重新开始治疗	

【注释】

   a 以上不良反应分级根据通用毒性常见不良事件评价标准。

   b 结合患者基础性疾病、ECOG 评分个体化处理。

5.3.2　免疫治疗相关不良反应的处理原则

CTCAE 分级	门诊 / 住院	糖皮质激素	免疫抑制剂	免疫治疗
1	门诊	不推荐	不推荐	继续
2	门诊	外用 / 口服泼尼松 0.5~1mg/（kg·d）	不推荐	暂停（皮肤反应和内分泌毒性可以继续用药）
3	住院	口服 / 静脉，甲泼尼龙 1~2mg/（kg·d），3d 后如症状好转，减量至 1mg/（kg·d），然后逐步减量，用药时间大于 4 周	激素治疗 3~5d 后无缓解，建议咨询专业内科医师	停药，能否再次使用需充分考虑获益 / 风险比
4	住院 / ICU	静脉，甲泼尼龙 1~2mg/（kg·d），3d 后如症状好转，减量至 1mg/（kg·d），然后逐步减量，用药时间大于 4 周	激素治疗 3~5d 后无缓解，建议咨询专业内科医师	永久停药

【注释】

以上处理原则适用于常见类型的免疫治疗相关不良反应处理，详见《中国临床肿瘤学会（CSCO）免疫检查点抑制剂相关的毒性管理指南2023》。对于一些特殊类型的免疫治疗相关不良反应的处理，建议咨询相关专业医师，如免疫治疗相关性心肌炎、垂体炎、高血糖、重症肌无力、溶血性贫血和血小板减少等。

5.3.3 免疫及联合治疗的相关不良反应概述

抗 PD-1 抗体单药治疗最常见的治疗相关不良反应（TRAE）为乏力、瘙痒、恶心、腹泻，≥3度 TRAE 为乏力、贫血，发生率均不超过3%[58-59]。

抗 PD-1 抗体 + 抗 CTLA-4 抗体联合治疗（CheckMate214 研究）显示，最常见的 ≥3 度的 TRAE 为脂肪酶增加，淀粉酶增加和谷丙转氨酶增加。22% 的患者因 TRAE 导致停药，其中大多数患者在完成两药诱导期后停药。根据 2020 年 ASCO GU 更新随访报道显示，联合治疗的治疗相关不良事件发生率在治疗初 6 个月内发生率最高，随治疗时间延长逐渐降低。因此在联合治疗的治疗初 6 个月需密切关注治疗不良反应的发生。而对于因不良反应而停止双抗体用药的患者，在没有 MDT 的支持下，不建议再次使用该联合方案进行治疗。

而抗 PD-1 抗体联合小分子抗血管靶向治疗药物，如 CLEAR、KeyNote426、JAVELIN 101 研究中最常见的不良反应均为腹泻和高血压。三项研究中分别有 9.7%、10.7% 和 7.6% 的患者因 TRAE 停止了双药治疗。因此该联合方案在治疗过程中需及时对症处理，避免出现高血压危象等不良事件，提高患者耐受性，从而使患者从联合治疗中获益。

参考文献

［1］ HAAS NB, MANOLA J, UZZO RG, et al. Adjuvant sunitinib or sorafenib for high-risk, non-metastatic renal-cell carcinoma (ECOG-ACRIN E2805): A double-blind, placebo-controlled, randomised, phase 3 trial. Lancet, 2016, 387 (10032): 2008-2016.

［2］ MOTZER RJ, HAAS NB, DONSKOV F, et al. Randomized phase Ⅲ trial of adjuvant pazopanib versus placebo after nephrectomy in patients with localized or locally advanced renal cell carcinoma. J Clin Oncol, 2017, 35 (35): 3916-3923.

［3］ GROSS-GOUPIL M, KWON TG, ETO M, et al. Axitinib versus placebo as an adjuvant treatment of renal cell carcinoma: Results from the phase Ⅲ, randomized ATLAS trial. Ann Oncol, 2018, 29 (12): 2371-2378.

［4］ RAVAUD A, MOTZER RJ, PANDHA HS, et al. Adjuvant sunitinib in high-risk renal-cell carcinoma after nephrectomy. N Engl J Med, 2016, 375 (23): 2246-2254.

［5］ MOTZER RJ, RAVAUD A, PATARD JJ, et al. Adjuvant sunitinib for high-risk renal cell carcinoma after nephrectomy: Subgroup analyses and updated overall survival results. Eur Urol, 2018, 73 (1): 62-68.

［6］ TONI K. CHOUEIRI PT, SE HOON PARK, BALAJI VENUGOPAL, et al. Pembrolizumab versus placebo as post-nephrectomy adjuvant therapy for patients with renal cell carcinoma: Randomized, double-blind, phase Ⅲ KEY-NOTE-564 study. J Clin Oncol, 2021, 39 (18 suppl): LBA5.

［7］ RINI BI, DORFF TB, ELSON P, et al. Active surveillance in metastatic renal-cell carcinoma: A prospective, phase 2 trial. Lancet Oncol, 2016, 17 (9): 1317-1324.

［8］ MOTZER RJ, HUTSON TE, TOMCZAK P, et al. Sunitinib versus interferon alpha in metastatic renal-cell carcinoma.

N Engl J Med, 2007, 356 (2): 115-124.

[9] RINI BI, HUTSON TE, FIGLIN RA, et al. Sunitinib in patients with metastatic renal cell carcinoma: Clinical outcome according to International Metastatic Renal Cell Carcinoma Database Consortium Risk Group. Clin Genitourin Cancer, 2018, 16 (4): 298-304.

[10] MOTZER RJ, MCDERMOTT DF, ESCUDIER B, et al. Conditional survival and long-term efficacy with nivolumab plus ipilimumab versus sunitinib in patients with advanced renal cell carcinoma. Cancer, 2022, 128 (11): 2085-2097.

[11] QIN SK, JIN J, GUO J, et al. Efficacy and safety of first-line sunitinib in Chinese patients with meta-static renal cell carcinoma. Future Oncol, 2018, 14 (18): 1835-1845.

[12] STERNBERG CN, DAVIS ID, MARDIAK J, et al. Pazopanib in locally advanced or metastatic renal cell carcinoma: Results of a randomized phase Ⅲ trial. J Clin Oncol, 2010, 28 (6): 1061-1068.

[13] MOTZER RJ, HUTSON TE, CELLA D, et al. Pazopanib versus sunitinib in metastatic renal-cell carcinoma. N Engl J Med, 2013, 369 (8): 722-731.

[14] SHENG X, JIN J, HE Z, et al. Pazopanib versus sunitinib in Chinese patients with locally advanced or metastatic renal cell carcinoma: Pooled subgroup analysis from the randomized, COMPARZ studies. BMC Cancer, 2020, 20 (1): 219.

[15] PÉREZ-VALDERRAMA B, ARRANZ ARIJA JA, RODRÍGUEZ SÁNCHEZ A, et al. Validation of the International Metastatic Renal-Cell Carcinoma Database Consortium (IMDC) prognostic model for first-line pazopanib in metastatic renal carcinoma: The Spanish Oncologic Genitourinary Group (SOGUG) SPAZO study. Ann Oncol, 2016, 27 (4): 706-711.

[16] MOTZER RJ, NOSOV D, EISEN T, et al. Tivozanib versus sorafenib as initial targeted therapy for patients with metastatic renal cell carcinoma: Results from a phase Ⅲ trial. J Clin Oncol, 2013, 31 (30): 3791-3799.

[17] HUTSON TE, LESOVOY V, AL-SHUKRI S, et al. Axitinib versus sorafenib as first-line therapy in patients with

内科治疗

metastatic renal-cell carcinoma: A randomised open-label phase 3 trial. Lancet Oncol, 2013, 14 (13): 1287-1294.

[18] 周爱萍, 何志嵩, 于世英, 等. 索拉非尼治疗转移性肾癌的临床研究. 中华泌尿外科杂志, 2009, 30 (1): 10-14.

[19] ZHANG HL, SHENG XN, LI XS, et al. Sorafenib versus sunitinib as first-line treatment agents in Chinese patients with metastatic renal cell carcinoma: The largest multicenter retrospective analysis of survival and prognostic factors. BMC Cancer, 2017, 17 (1): 16.

[20] HUTSON TE, AL-SHUKRI S, STUS VP, et al. Axitinib versus sorafenib in first-line metastatic renal cell carcinoma: Overall survival from a randomized phase Ⅲ trial. Clin Genitourin Cancer, 2017, 15 (1): 72-76.

[21] SHENG X, BI F, REN X, et al. First-line axitinib versus sorafenib in Asian patients with metastatic renal cell carcinoma: Exploratory subgroup analyses of phase Ⅲ data. Future Oncol, 2019, 15 (1): 53-63.

[22] CHOUEIRI TK, HALABI S, SANFORD BL, et al. Cabozantinib versus sunitinib as initial targeted therapy for patients with metastatic renal cell carcinoma of poor or intermediate risk: The Alliance A031203 CABOSUN Trial. J Clin Oncol, 2017, 35 (6): 591-597.

[23] ZHOU AP, BAI Y, SONG Y, et al. Anlotinib versus sunitinib as first-line treatment for metastatic renal cell carcinoma: A randomized phase Ⅱ clinical trial. Oncologist, 2019, 24 (8): e702-e708.

[24] MOTZER RJ, TANNIR NM, MCDERMOTT DF, et al. Nivolumab plus ipilimumab versus sunitinib in advanced renal-cell carcinoma. N Engl J Med, 2018, 378 (14): 1277-1290.

[25] MOTZER R, ALEKSEEV B, RHA SY, et al. Lenvatinib plus pembrolizumab or everolimus for advanced renal cell carcinoma. N Engl J Med, 2021, 384 (14): 1289-1300.

[26] MOTZER RJ, PORTA C, ETO M, et al. Final prespecified overall survival (OS) analysis of CLEAR: 4-year follow-up of lenvatinib plus pembrolizumab (L+P) vs sunitinib (S) in patients (pts) with advanced renal cell carcinoma (aRCC).J Clin Oncol, 2023, 41(16_suppl): 4502-4502.

[27] RINI BI, PLIMACK ER, STUS V, et al. Pembrolizumab plus axitinib versus sunitinib for advanced renal-cell carci-

noma. N Engl J Med, 2019, 380 (12): 1116-1127.

[28] RINI BI, PLIMACK ER, STUS V, et al. Pembrolizumab plus axitinib versus sunitinib as first-line therapy for advanced clear cell renal cell carcinoma: 5-year analysis of KEYNOTE-426. J Clin Oncol, 2023, 41 (17_suppl): LBA4501-LBA4501.

[29] CHOUEIRI TK, POWLES T, BUROTTO M, et al. Nivolumab plus cabozantinib versus sunitinib for advanced renal-cell carcinoma. N Engl J Med, 2021, 384 (9): 829-841.

[30] BUROTTO M, POWLES T, ESCUDIER B, et al. Nivolumab plus cabozantinib vs sunitinib for first-line treatment of advanced renal cell carcinoma (aRCC): 3-year follow-up from the phase 3 CheckMate 9ER trial. J Clin Oncol, 2023, 41 (6_suppl): 603.

[31] MOTZER RJ, PENKOV K, HAANEN J, et al. Avelumab plusaxitinib versus sunitinib for advanced renal-cell carcinoma. N Engl J Med, 2019, 380 (12): 1103-1115.

[32] HAANEN J, LARKIN J, CHOUEIRI TK, et al. Extended follow-up from JAVELIN Renal 101: Subgroup analysis of avelumab plus axitinib versus sunitinib by the International Metastatic Renal Cell Carcinoma Database Consortium risk group in patients with advanced renal cell carcinoma. ESMO Open, 2023, 8 (3): 101210.

[33] RINI BI, ESCUDIER B, TOMCZAK P, et al. Comparative effectiveness of axitinib versus sorafenib in advanced renal cell carcinoma (AXIS): A randomised phase 3 trial. Lancet, 2011, 378 (9807): 1931-1939.

[34] MOTZER RJ, ESCUDIER B, TOMCZAK P, et al. Axitinib versus sorafenib as second-line treatment for advanced renal cell carcinoma: Overall survival analysis and updated results from a randomised phase 3 trial. Lancet Oncol, 2013, 14 (6): 552-562.

[35] QIN S, BI F, JIN J, et al. Axitinib versus sorafenib as a second-line therapy in Asian patients with metastatic renal cell carcinoma: Results from a randomized registrational study. Onco Targets Ther, 2015, 8: 1363-1373.

[36] CHOUEIRI TK, ESCUDIER B, POWLES T, et al. Cabozantinib versus everolimus in advanced renal-cell carci-

noma. N Engl J Med, 2015, 373 (19): 1814-1823.

[37] CHOUEIRI TK, ESCUDIER B, POWLES T, et al. Cabozantinib versus everolimus in advanced renal cell carcinoma (METEOR): Final results from a randomised, open-label, phase 3 trial. Lancet Oncol, 2016, 17 (7): 917-927.

[38] PAL S K, ALBIGES L, TOMCZAK P, et al. Atezolizumab plus cabozantinib versus cabozantinib monotherapy for patients with renal cell carcinoma after progression with previous immune checkpoint inhibitor treatment (CONTACT-03): A multicentre, randomised, open-label, phase 3 trial. Lancet, 2023, 402 (10397): 185-195.

[39] MOTZER RJ, HUTSON TE, GLEN H, et al. Lenvatinib, everolimus, and the combination in patients with metastatic renal cell carcinoma: A randomised, phase 2, open-label, multicentre trial. Lancet Oncol, 2015, 16 (15): 1473-1482.

[40] SHENG X, YE D, ZHOU AP, et al. Efficacy and safety of vorolanib plus everolimus in metastatic renal cell carcinoma: A three-arm, randomised, double-blind, multicentre phase III study (CONCEPT). Eur J Cancer, 2023, 178: 205-215.

[41] MOTZER RJ, ESCUDIER B, OUDARD S, et al. Efficacy of everolimus in advanced renal cell carcinoma: A double-blind, randomised, placebo-controlled phase III trial. Lancet, 2008, 372 (9637): 449-456.

[42] GUO J, HUANG Y, ZHANG X, et al. Safety and efficacy of everolimus in Chinese patients with metastatic renal cell carcinoma resistant to vascular endothelial growth factor receptor-tyrosine kinase inhibitor therapy: An open-label phase 1b study. BMC Cancer, 2013, 13: 136.

[43] HUTSON TE, ESCUDIER B, ESTEBAN E, et al. Randomized phase III trial of temsirolimus versus sorafenib as second-line therapy after sunitinib in patients with metastatic renal cell carcinoma. J Clin Oncol, 2014, 32 (8): 760-767.

[44] EICHELBERG C, VERVENNE WL, DE SANTIS M, et al. SWITCH: A randomised, sequen-tial, open-label study to evaluate the efficacy and safety of sorafenib-sunitinib versus suni-tinib-sorafenib in the treatment of metastatic

renal cell cancer. Eur Urol, 2015, 68 (5): 837-847.

[45] HAINSWORTH JD, RUBIN MS, ARROWSMITH ER, et al. Pazopanib as second-line treatment after sunitinib or bevacizumab in patients with advanced renal cell carcinoma: A Sarah Cannon Oncology Research Consortium Phase II Trial. Clin Genitourin Cancer, 2013, 11 (3): 270-275.

[46] MOTZER RJ, ESCUDIER B, MCDERMOTT DF, et al. Nivolumab versus everolimus in advanced renal-cell carcinoma. N Engl J Med, 2015, 373 (19): 1803-1813.

[47] LEE CH, SHAH AY, RASCO D, et al. Lenvatinib plus pembrolizumab in patients with either treatment-naive or previously treated metastatic renal cell carcinoma (Study 111/KEYNOTE-146): A phase 1b/2 study. Lancet Oncol, 2021, 22 (7): 946-958.

[48] MOTZER RJ, PORTA C, VOGELZANG NJ, et al. Dovitinib versus sorafenib for third-line targeted treatment of patients with metastatic renal cell carcinoma: An open-label, randomised phase 3 trial. Lancet Oncol, 2014, 15 (3): 286-296.

[49] ARMSTRONG AJ, HALABI S, EISEN T, et al. Everolimus versus sunitinib for patients with metastatic non-clear cell renal cell carcinoma (ASPEN): A multicentre, open-label, randomised phase 2 trial. Lancet Oncol, 2016, 17 (3): 378-388.

[50] PAL SK, TANGEN C, JR THOMPSON IM, et al. A comparison of sunitinib with cabozantinib, crizotinib, and savolitinib for treatment of advanced papillary renal cell carcinoma: A randomised, open-label, phase 2 trial. Lancet, 2021, 397 (10275): 695-703.

[51] HUTSON TE, MICHAELSON MD, KUZEL TM, et al. A single-arm, multicenter, phase 2 study of lenvatinib plus everolimus in patients with advanced non-clear cell renal cell carcinoma. Eur Urol, 2021, 80 (2): 162-170.

[52] SRINIVASAN R, GURRAM S, HARTHY MA, et al. Results from a phase II study of bevacizumab and erlotinib in subjects with advanced hereditary leiomyomatosis and renal cell cancer (HLRCC) or sporadic papillary renal cell

cancer. J Clin Oncol, 2020, 38 (15s): 5004.

[53] SHENG X, CAO D, YUAN J, et al. Sorafenib in combination with gemcitabine plus cisplatin chemo-therapy in met-astatic renal collecting duct carcinoma: A prospective, multicentre, single-arm, phase 2 study. Eur J Cancer, 2018, 100: 1-7.

[54] PROCOPIO G, SEPE P, CLAPS M, et al. Cabozantinib as first-line treatment in patients with metastatic collecting duct renal cell carcinoma: Results of the BONSAI trial for the Italian Network for Research in Urologic-Oncology (Meet-URO 2 Study). JAMA Oncol, 2022, 8 (6): 910-913.

[55] MCDERMOTT DF, LEE JL, ZIOBRO M, et al. Open-label, single-arm, phase Ⅱ study of pembrolizumab mono-therapy as first-line therapy in patients with advanced non-clear cell renal cell carcinoma. J Clin Oncol, 2021, 39 (9): 1029-1039.

[56] LEE CH, VOSS MH, CARLO MI, et al. Phase Ⅱ trial of cabozantinib plus nivolumab in patients with non-clear-cell renal cell carcinoma and genomic correlates. J Clin Oncol, 2022, 40 (21): 2333-2341.

[57] ALBIGES L, GURNEY H, ATDUEV V, et al. Pembrolizumab plus lenvatinib as first-line therapy for advanced non-clear-cell renal cell carcinoma (KEYNOTE-B61): A single-arm, multicentre, phase 2 trial. Lancet Oncol, 2023, 24(8): 881-891.

[58] EIGENTLER TK, HASSEL JC, BERKING C, et al. Diagnosis, monitoring and management of immune-related adverse drug reactions of anti-PD-1 antibody therapy. Cancer Treat Rev, 2016, 45: 7-18.

[59] MOTZER RJ, TKODI SS, ESCUDIER B, et al. Final analysis of the CheckMate 025 trial comparing nivolumab (NIVO) versus everolimus (EVE) with >5 years of follow-up in patients with advanced renal cell carcinoma (aRCC). J Clin Oncol, 2020, 38 (6_suppl): 617.

内科治疗

6　放射治疗

常规分割放射治疗肾癌有效率低，但立体定向放疗（SBRT）能有效杀灭肾癌细胞，带来持久的瘤控。随着立体定向放疗技术的发展和普及，放疗的适应证从转移期肾癌的姑息减症治疗，逐渐拓宽到寡转移肾癌的减瘤性治疗以及不耐受手术的局限期肾癌的根治性治疗，成为手术和药物治疗的重要补充。

6.1　局限性肾癌的放疗原则

对于无法耐受手术的局限期肾癌患者，立体定向放疗和消融治疗是可选择的非手术治疗方案。立体定向放疗指应用专用设备对肿瘤进行精准定位和照射的治疗方法，主要特征是大分割、高分次剂量、短疗程和高度适形，关键技术是将根治肿瘤的大剂量放疗在保障正常组织安全的前提下精准实施。相对于消融治疗，立体定向放疗受肿瘤大小和位置的限制较小，尤其对邻近血管、肾盂和输尿管的肿瘤具有保肾优势。多项国际多中心研究和 II 期研究显示，立体定向放疗治疗早期肾癌具有良好的局部控制率和安全性[1-5]，5 年局部控制率为 94.5%，1~2 级不良反应发生率为 38%，严重不良反应罕见。肾癌放疗后退缩速度较慢，短期内无法准确评估肿瘤是否残留，需长期随访观察。

6.2　转移性肾癌的放疗原则

6.2.1　寡转移肾癌

寡转移是指转移灶数目有限（通常认为 ≤ 5 处）且有机会通过局部治疗手段达到局部根治效果的状态。对寡转移灶进行减瘤为目的的局部治疗，能延缓疾病进展，改善部分患者的预后[6]。局部治疗手段包括转移灶切除、消融治疗以及立体定向放疗，需要综合考虑患者一般情况、病灶位置以及联合用药等进行选择。

立体定向放疗作为一种无创治疗手段，具有适应证广、耐受性好的特点，可用于多种解剖部位转移灶的治疗。一项囊括 28 个研究的荟萃分析显示：立体定向放疗治疗肾癌寡转移灶，1 年局部控制率达 90% 左右、3~4 级不良反应发生率小于 1%[7]。在保证正常器官安全的前提下，建议对寡转移灶进行全覆盖放疗至根治剂量，以达到更好的延缓疾病进展效果[8]。

6.2.2　肾癌骨转移

放射治疗是骨转移的重要治疗手段，具有无创优势，能更好地兼顾抗肿瘤药物治疗。姑息性低剂量放射治疗对减轻骨转移疼痛有一定作用，但局部控制时间短；立体定向放疗局部控制率高、治疗毒性低，文献报道 1 年局部控制率达 90%，具备 SBRT 开展条件的单位应首先推荐 SBRT 治疗[9-10]。对于脊柱稳定性好、无病理性骨折和中重度脊髓压迫症状的患者，优先选择立体定向放疗[11]；对一般情况好、预期寿命长，但存在脊柱不稳定、骨折、重度脊髓压迫甚至截瘫的患者，建议先行骨科手术；若采用减压或固定手术，应在伤口愈合后行辅助放疗[12]。

6.2.3　肾癌脑转移

立体定向放疗能有效控制颅内肿瘤，局部控制率达 90%~97%[6]；对患者创伤小，对同期用药影响小，是治疗脑转移的重要手段。对于体能状态良好、单纯脑转移（≤3 个，最大直径 ≤3cm），首选立体定向放疗或脑外科手术联合放疗[13]；对多发脑转移（脑转移灶>3 个，最大直径>3cm），全脑

放射治疗

85

放疗意义有限；对一般情况较好的患者，可针对有症状的脑转移灶行立体定向放疗，同时联合全身抗肿瘤药物治疗。

参考文献

［1］ SIVA S, LOUIE AV, WARNER A, et al. Pooled analysis of stereotactic ablative radiotherapy for primary renal cell carcinoma: A report from the International Radiosurgery Oncology Consortium for Kidney (IROCK). Cancer, 2018, 124 (5): 934-942.

［2］ SIVA S, CORREA RJM, WARNER A, et al. Stereotactic ablative radiotherapy for ≥ T1b primary renal cell carcinoma: A report from the International Radiosurgery Oncology Consortium for Kidney (IROCK). Int J Radiat Oncol Biol Phys, 2020, 108 (4): 941-949.

［3］ CORREA RJM, LOUIE AV, STAEHLER M, et al. Stereotactic radiotherapy as a treatment option for renal tumors in the solitary kidney: A multicenter analysis from the IROCK. J Urol, 2019, 201 (6): 1097-1104.

［4］ SIVA S, ALI M, CORREA RJM, et al. 5-year outcomes after stereotactic ablative body radiotherapy for primary renal cell carcinoma: An individual patient data meta-analysis from IROCK (the International Radiosurgery Consortium of the Kidney). Lancet Oncol, 2022, 23 (12): 1508-1516.

［5］ HANNAN R, MCLAUGHLIN MF, POP LM, et al. Phase 2 trial of stereotactic ablative radiotherapy for patients with primary renal cancer. Eur Urol, 2023.

［6］ ALI M, MOOI J, LAWRENTSCHUK N, et al. The role of stereotactic ablative body radiotherapy in renal cell carcinoma. Eur Urol, 2022, 82 (6): 613-622.

［7］ ZAORSKY NG, LEHRER EJ, KOTHARI G, et al. Stereotactic ablative radiation therapy for oligometastatic renal cell carcinoma (SABR ORCA): A meta-analysis of 28 studies. Eur Urol Oncol, 2019, 2 (5): 515-523.

［8］ LIU Y, LONG W, ZHANG Z, et al. Metastasis-directed stereotactic body radiotherapy for oligometastatic renal cell carcinoma: Extent of tumor burden eradicated by radiotherapy. World J Urol, 2021, 39 (11): 4183-4190.

［9］ HUSAIN ZA, SAHGAL A, DE SALLES A, et al. Stereotactic body radiotherapy for de novo spinal metastases: Systematic review. J Neurosurg Spine, 2017, 27 (3): 295-302.

［10］ ONAL C, GULER OC, HURMUZ P, et al. Bone-only oligometastatic renal cell carcinoma patients treated with stereotactic body radiotherapy: A multi-institutional study. Strahlenther Onkol, 2022, 198 (10): 940-948.

［11］ TAUNK NK, SPRATT DE, BILSKY M, et al. Spine radiosurgery in the management of renal cell carcinoma metastases. J Natl Compr Canc Netw, 2015, 13 (6): 801-809.

［12］ HUSSAIN I, GOLDBERG JL, CARNEVALE JA, et al. Hybrid therapy (surgery and radiosurgery) for the treatment of renal cell carcinoma spinal metastases. Neurosurgery, 2022, 90 (2): 199-206.

［13］ YAMAMOTO M, SERIZAWA T, SHUTO T, et al. Stereotactic radiosurgery for patients with multiple brain metastases (JLGK0901): A multi-institutional prospective observational study. Lancet Oncol, 2014, 15 (4): 387-395.

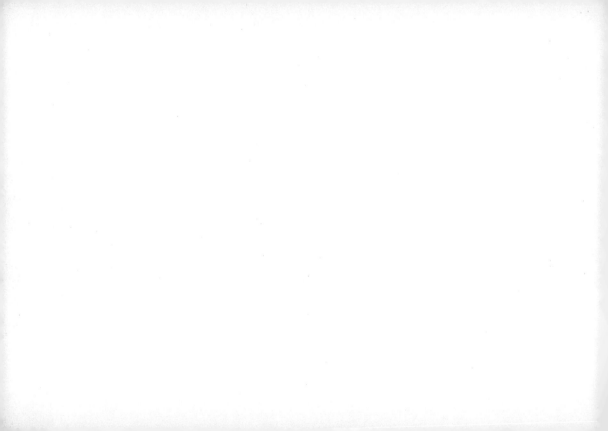

7　随访

目的	I 级推荐 [a, b]		II 级推荐	
	随访内容	频次	随访内容	频次
肾部分切除术后（T_{1-2}期）	a. 病史 b. 体格检查 c. 实验室检查（包括血生化和尿常规） d. 腹部 CT 或 MRI（至少腹部超声），胸部 CT	开始前 2 年每 6 个月一次，然后每年一次	骨扫描 头颅 CT 或 MRI 盆腔 CT 或 MRI 全身 PET/CT [c]	同 I 级推荐或更频
根治性肾切除（T_{3-4}期）	a. 病史 b. 体格检查 c. 实验室检查（包括血生化和尿常规） d. 腹部 CT 或 MRI（至少腹部超声），胸部 CT	开始前 2 年每 3 个月一次，然后每 6 个月一次，至术后 5 年，然后每年一次	骨扫描 头颅 CT 或 MRI 盆腔 CT 或 MRI 全身 PET/CT [c]	同 I 级推荐或更频

随访（续）

目的	I 级推荐 [a, b]		II 级推荐	
	随访内容	频次	随访内容	频次
消融治疗（T_{1a} 期）	a. 病史 b. 体格检查 c. 实验室检查（包括血生化和尿常规） d. 腹部 CT 或 MRI，胸部平扫 CT	开始前 2 年每 3 个月一次，然后每 6 个月一次，5 年后每年一次	骨扫描 头颅 CT 或 MRI 盆腔 CT 或 MRI 全身 PET/CT [c]	同 I 级推荐或更频
密切监测（T_{1a} 期）	a. 病史 b. 体格检查 c. 实验室检查（包括血生化和尿常规） d. 腹部 CT 或 MRI，胸部 CT	开始前 2 年每 3 个月一次，然后每 6 个月一次，5 年后每年一次	骨扫描 头颅 CT 或 MRI 盆腔 CT 或 MRI 全身 PET/CT [c]	同 I 级推荐或更频

随访（续）

目的	I 级推荐 [a, b]		II 级推荐	
	随访内容	频次	随访内容	频次
全身系统治疗（IV期）	a. 病史询问 + 体格检查 b. 实验室检查（包括血常规、血生化、尿常规、甲状腺功能） c. 可测量病灶部位 CT 或 MRI d. 头颅增强 CT 或 MRI（脑转移患者） e. 骨扫描（骨转移患者） f. 心脏超声 [d]	系统治疗前对所有可测量病灶进行影像学检查，以后每 6~12 周进行复查评价疗效	其他部位 CT 或 MRI，全身 PET/CT [c]	同 I 级推荐或更频

【注释】

a 随访/监测的主要目的为发现尚可接受潜在根治为治疗目的的转移复发肾癌，或更早发现肿瘤复发并及时干预处理，以提高患者总生存期，改善生活质量。目前尚缺乏高级别循证医学证据支持最佳随访/监测策略[1-11]。

b 随访应按照患者个体化和肿瘤分期的原则，如果患者身体状况不允许接受一旦复发且需要的抗肿瘤治疗，则不主张对患者进行常规肿瘤随访/监测。

c PET/CT仅推荐用于临床怀疑复发或转移。目前不推荐将其列为常规随访/监测手段[12]。

d 服用小分子靶向药物的患者需监测心脏超声。

参考文献

[1] DABESTANI S, BEISLAND C, STEWART GD, et al. Long-term outcomes of follow-up for initially localised clear cell renal cell carcinoma: RECUR database analysis. Eur Urol Focus, 2019, 5 (5): 857-866.

[2] SCOLL BJ, WONG YN, EGLESTON BL, et al. Age, tumor size and relative survival of patients with localized renal cell carcinoma: A surveillance, epidemiology and end results analysis. J Urol, 2009, 181 (2): 506-511.

[3] BEISLAND C, GUÐBRANDSDOTTIR G, REISÆTER LA, et al. A prospective risk-stratified follow-up programme for radically treated renal cell carcinoma patients: Evaluation after eight years of clinical use. World J Urol, 2016, 34 (8): 1087-1099.

[4] STEWART-MERRILL SB, THOMPSON RH, BOORJIAN SA, et al. Oncologic surveillance after surgical resection

随访

for renal cell carcinoma: A novel risk-based approach. J Clin Oncol, 2015, 33 (35): 4151-4157.

[5] PETTUS JA, JANG TL, THOMPSON RH, et al. Effect of baseline glomerular filtration rate on survival in patients undergoing partial or radical nephrectomy for renal cortical tumors. Mayo Clin Proc, 2008, 83 (10): 1101-1106.

[6] SNOW DC, BHAYANI SB. Rapid communication: Chronic renal insufficiency after laparoscopic partial nephrectomy and radical nephrectomy for pathologic T1a lesions. J Endourol, 2008, 22 (2): 337-341.

[7] ZINI L, PERROTTE P, CAPITANIO U, et al. Radical versus partial nephrectomy: Effect on overall and noncancer mortality. Cancer, 2009, 115 (7): 1465-1471.

[8] JELDRES C, PATARD JJ, CAPITANIO U, et al. Partial versus radical nephrectomy in patients with adverse clinical or pathologic characteristics. Urology, 2009, 73 (6): 1300-1305.

[9] BRUNO JJ 2nd, SNYDER ME, MOTZER RJ, et al. Renal cell carcinoma local recurrences: Impact of surgical treatment and concomitant metastasis on survival. BJU Int, 2006, 97 (5): 933-938.

[10] SANDHU SS, SYMES A, A'HERN R, et al. Surgical excision of isolated renal bed recurrence after radical nephrectomy for renal cell carcinoma. BJU Int, 2005, 95 (4): 522-525.

[11] BANI-HANI AH, LEIBOVICH BC, LOHSE CM, et al. Associations with contralateral recurrence following nephrectomy for renal cell carcinoma using a cohort of 2, 352 patients. J Urol, 2005, 173 (2): 391-394.

[12] PARK JW, JO MK, LEE HM. Significance of ^{18}F-fluorodeoxyglucose positron-emission tomography/computed tomography for the postoperative surveillance of advanced renal cell carcinoma. BJU Int, 2009, 103 (5): 615-619.

随访

8　附录

8.1 第 8 版 AJCC 肾癌 TNM 分期系统

分期		标准
原发肿瘤（T）		
T_x		原发肿瘤无法评估
T_0		无原发肿瘤的证据
T_1		肿瘤局限于肾脏，最大径 ≤7cm
	T_{1a}	肿瘤最大径 ≤4cm
	T_{1b}	肿瘤最大径>4cm，但是 ≤7cm
T_2		肿瘤局限于肾脏，最大径>7cm
	T_{2a}	肿瘤最大径>7cm，但是 ≤10cm
	T_{2b}	肿瘤局限于肾脏，最大径>10cm

分期		标准
T_3		肿瘤侵及大静脉或肾周围组织，但未累及同侧肾上腺，也未超过肾周筋膜
	T_{3a}	肿瘤侵及肾静脉或肾静脉分支的肾段静脉（含肌层静脉），或者侵及肾盂、肾盏系统，或侵犯肾周脂肪和 / 或肾窦脂肪（肾盂旁脂肪），但是未超过肾周筋膜
	T_{3b}	肿瘤瘤栓累及膈肌下的下腔静脉
	T_{3c}	肿瘤瘤栓累及膈肌上的下腔静脉或侵犯下腔静脉壁
T_4		肿瘤浸透肾周筋膜，包括肿瘤直接侵及同侧肾上腺

区域淋巴结（N）

N_x	区域淋巴结无法评估
N_0	没有区域淋巴结转移
N_1	区域淋巴结转移

远处转移（M）

M_0	无远处转移
M_1	有远处转移

8.2 第 8 版 AJCC 肾癌临床分期

分期	肿瘤情况		
I 期	T_1	N_0	M_0
II 期	T_2	N_0	M_0
III 期	T_1/T_2	N_1	M_0
	T_3	N_0 或 N_1	M_0
IV期	T_4	任何 N	M_0
	任何 T	任何 N	M_1

8.3 2022 年 WHO 肾脏上皮性肿瘤病理组织学分类

透明细胞肾细胞癌

低度恶性潜能多房囊性肾细胞肿瘤

乳头状肾细胞癌

嫌色细胞肾细胞癌

集合管癌

TFE3 重排肾细胞癌

TFEB 重排肾细胞癌（含 *TFEB* 扩增肾细胞癌）

ALK 重排肾细胞癌

ELOC（*TCE1*）突变型肾细胞癌

延胡索酸水合酶（*FH*）缺失型肾细胞癌

SMARCB1（*INI1*）缺失性肾髓样癌（肾髓样癌）

琥珀酸脱氢酶缺陷性肾细胞癌

黏液性管状和梭形细胞癌

管状囊性肾细胞癌

获得性囊性肾病相关性肾细胞癌

嗜酸性实囊性肾细胞癌

透明细胞乳头状肾细胞肿瘤 [a]

其他类型嗜酸细胞性肿瘤（低级别嗜酸细胞肿瘤，嗜酸性空泡状肿瘤）

未分类的肾细胞癌

乳头状腺瘤

嗜酸细胞瘤

【注释】

a　透明细胞乳头状肾细胞癌由于其良好的生物学行为，在 2022 年 WHO 分类中，这个肿瘤被更名为"透明细胞乳头状肾细胞肿瘤"，以更准确地反映其生物学行为。

8.4 肾癌合并静脉瘤栓的 Mayo Clinic 瘤栓 5 级分类法

分级	标准及内容
0	瘤栓局限在肾静脉内
I	瘤栓侵入下腔静脉内，瘤栓顶端距肾静脉开口处 ≤ 2cm
II	瘤栓侵入肝静脉水平以下的下腔静脉内，瘤栓顶端距肾静脉开口处 > 2cm
III	瘤栓生长达肝内下腔静脉水平，膈肌以下
IV	瘤栓侵入膈肌以上下腔静脉内

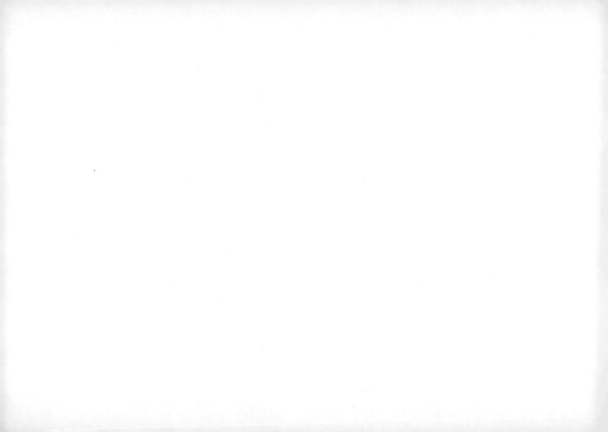

55检